養生先養胃

順時飲食的智慧

陳允斌 著

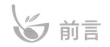

吃家常便飯，過神仙日子

記得小時候，我是不怕生病的，偶爾生一次病，還會偷偷地高興。因為每次生了病，媽媽不會急著帶我去醫院打針，也不會逼我吃苦苦的藥，而是會鑽進廚房，端出一碗好吃的來，讓我香香甜甜地吃下去，病很快就好了。

在媽媽眼裡，所有的食物都是藥，抓點這個、抓點那個，下鍋一煮，就能調理好病。平常的日子，媽媽也會變出不同的花樣。一年四季，隨著季節和節氣的不同，吃的東西也不一樣。

春天，她會去郊外採來薺菜；夏天，有涼拌馬齒莧；秋天，每天早上她會端上一碗甜甜的銀耳羹；冬至到了，餐桌上就會有一鍋煮著些許草藥的羊肉湯。熱熱的一碗湯喝下去，感覺全身都暖了。

媽媽做飯，非常注意飲食搭配，也很留意食材的藥性和陰陽調和，拿捏烹飪火候也非常到位，總之，她做這些的時候很用心。正因如此，媽媽做的菜不但好吃，而且還可以調理身體，加上一家人一起吃飯，總是歡聲笑語不斷。如今這樣的機會少了，但每每想起，心頭還會泛起一股甜蜜。

人人都在吃飯，但現在真正懂得家常便飯養生智慧的人，恐怕少之又少。所以我覺得有必要將祖傳的一些食療方，擇其精華整理成書，以饗讀者，這樣可以讓更多人透過吃家常便飯，在不經意間免除疾病的困擾。

有些人說家常便飯很普通，但其實不是。對於懂得怎麼吃的人來說，家常便飯就是養生大餐。如今我們生活方式變了，掐指一算，與家人團聚的時間真的少得可憐。、為什麼我們不暫時停下匆忙的腳步，回家吃頓飯呢？

　　感動與美好常在。很多人很忙，很不快樂，其實神仙般的日子也很簡單，不過就是帶著好心情和家人一起吃點家常便飯。

　　最後，感謝老師和前輩們的教誨，感謝我的父母和兩位姨媽帶我走入傳統養生的寶庫，感謝他們無私地分享家傳之學。祝所有給過我指引的師長們健康長壽。

陳允斌

2010 年 7 月 1 日於北京

第1章

食物分陰陽，吃對才健康

為自己的飲食開處方

「吃」也是要講究的，吃什麼，怎麼吃，吃多少，什麼時候吃，都有準則。吃對了，身體舒服，百病不生；吃不對，各種毛病都會找上門來。有沒有簡單的方法，可以讓我們一勞永逸地學會搭配、烹調食物呢？有，那就是區分食物的「陰陽」，利用食物的陰陽來調整人體的陰陽失衡，這就是真正的健康飲食之道。

我曾經在網上寫過一篇文章，大力鼓吹「藥補不如食補」的觀念。有熱心讀者在文章後面留言說：「用食物代替藥物來調理身體，你說得太對了，但我們無從下手啊。」

她這句話真是說到重點了。

吃藥簡單，可以到醫院找醫生開處方；可是每天吃的飯要找誰開處方？無奈之下，有些人只能盲目跟風，今天聽說吃紅棗長壽，就大把地嚼起紅棗；明天聽說吃阿膠（驢皮膠）補血，就天天吃阿膠。但問題是：再好的東西，也要看是不是適合你的體質，還得要看你怎麼吃，否則就有可能起不到相應的作用，甚至適得其反。就拿紅棗來說吧，它能補血，但同時也會生濕熱，虛胖的人會越吃越胖。如果你直接吃生棗，吃多了還會傷牙。齒為腎之標，傷牙就會傷腎，腎傷了還能長壽嗎？我們平常吃的東西那麼多，什麼症狀應該吃什麼、什麼環境應該吃什麼、什麼季節應該吃什麼、什麼人應該吃什麼，還有怎麼吃、什麼時間吃、吃多少才合適……這些問題都需要好好弄清楚。

這聽起來的確是一件很複雜的事，但是越複雜的事情，我們就越

應該用簡單的方法把它理清楚。什麼是最簡單的方法呢？就是把食物區分出「陰陽」。有了陰陽這雙筷子，就可以從滿桌佳餚中找到適合我們的菜了。

☙ 病痛大多與營養豐富的陰性飲食有關

食物與人體是一對陰陽，而所謂的健康飲食之道，不外乎就是利用食物的陰陽來調整人體的陰陽失衡。

在食物和人體的關係中，人體為陽，食物為陰。因此對於人體來說，所有的食物基本特質都是陰性的。也就是說，陽是生命，陰是維持生命的營養；人體有了營養，才有活得快樂的動力，也才會有與疾病鬥爭的能量。

越是營養豐富的食物，這種陰性的特質就越強。

為什麼要強調這點呢？因為這是幫助我們奠定健康飲食原則的基礎。

「動能生陽」，也就是說運動、活動可以滋生陽氣。野生動物很少得類似脂肪肝、高血壓等在人身上很流行的病。為什麼呢？因為牠們活動量大，所以身上的陽氣特別足，吃多少肉都不怕陰氣傷身。

相反地，現在的人愛動腦子不愛動身體，身體活動少，陽氣就不足，這時候還抓著營養豐富的陰性食物不放，當然就會陰陽失衡，很多怪病就一窩蜂地找上門來了。

☙ 吃什麼，吃多少，都要看自己的本錢──陽氣足不足

一直以來，傳統的養生觀念都強調「早吃飽、午吃好、晚吃少」，為什麼呢？因為食物屬陰，需要陽氣來消化才能轉換為能量。

白天屬陽，人體與自然界相感應，人體的陽氣在白天也比較旺盛。尤其是早上到中午，是一天當中人體陽氣最足的時候，這時候吃什麼都好消化。

夜晚屬陰，晚上是人體陰氣旺、陽氣弱的時候，此時，吃下去的東西不容易被消化轉換，自然就變成廢物在體內堆積起來。

陽氣足的人，例如小孩或是身體強壯、喜歡運動的人，吃肥甘厚味是可以的。你看武松打虎前，一口氣將五斤熟牛肉吞入肚子，都是因為他身體陽氣旺，足以克化得動，而一般人要這麼吃，非出大事不可。

怎麼知道自己陽氣足不足呢？看三個方面就可以了：

第一、年齡

隨著年齡的增大，身體的陽氣會逐漸減少。

第二、運動量

平時很少運動，陽氣一定不足。

第三、是否怕冷

越是怕冷的人，身體的陽氣越不足。

想一想，為什麼我們感冒時沒有胃口，一點都不想沾油膩的東西？這就是身體的本能反應在警告我們：因為外面的風寒陰邪已經入侵了，就不能再吃陰性重的食物了，免得陰邪裡外夾攻。

另外，冬天的天時屬陰，陽氣都藏在體內，相應較盛，這時候要多吃一些營養豐富的陰性東西來平衡。夏天的天時屬陽，人體的陽氣都浮在身體表面，體內陰氣盛，此時就得吃清淡一點。

還有，白天屬陽，夜晚屬陰，所以人一般要在白天吃飯，夜裡睡覺。現在很多人睡前都還在吃東西，美其名曰宵夜，對此，我外婆有

個說法，叫「壓床腳」。就是說這時候吃下去的東西不但不能給人增加營養，反而還會給床增加負擔。為什麼佛門弟子講究「過午不食」，想來是很有道理的。

總之，陽氣就是身體的本錢，每個人能吃什麼、吃多少，都要看看自己這個錢包鼓不鼓再說。不顧自己的本錢而盲目地去吃，難保慢性病不來找你的麻煩。

如何區分陰性、陽性食物

有一些食物，有比較明顯的扶助人體陽氣的作用，我們可以把它們統稱為陽性食物（當然，這種陽性是建立在食物本身陰性基礎上的「偏陽性」），而除此之外的其他食物，則可以把它們叫做陰性食物。

怎麼區別陰性食物和陽性食物呢？陰性食物是給人體補「水」和補營養的，使能量往人體的下部走；陽性食物是促進身體新陳代謝的，使能量往人體的上部走。舉例來說，使人發胖的食物是陰性的，使人「長氣力」的食物是陽性的；能使人情緒平靜的食物是陰性的，能使人精神振奮的食物是陽性的；降火的食物是陰性的，袪寒的食物是陽性的。

底下是關於食物及其他常見事物的簡略陰陽特性分類表：

陰	陽
食物	人體
水	火
冬天	夏天
黑夜	白天
下午	上午

陰性食物	陽性食物
寒涼、平和食物（如梨和柿子）	溫熱的食物（如龍眼和荔枝）
圈養／籠養的動物（如豬、甲魚）	放養／散養的動物（如羊、鯽魚）
起沉降作用的食物（如味道鹹、酸、酸甜、苦澀的食物）	起升浮作用的食物（如味道辛香、麻、辣的食物）
水分多的食物（如新鮮的香菇）	水分少的食物（如曬乾的香菇）

🌿 如何區分陰性、陽性食物

從中醫食療的角度講，陰性食物、陽性食物對人體的作用如下表：

陰性食物主要功效	陽性食物主要功效
滋養	推動
鎮靜	興奮
清涼	溫熱
祛火	祛寒
收斂	發散
瀉下	行氣

從「補」和「瀉」的角度來區分，陰性食物和陽性食物也很不一樣：

	陽性食物	陰性食物
補	促進人體的新陳代謝，加速能量轉換。	營養和滋潤臟腑，抑制過度能量消耗。
瀉	發散和滲透，透過發汗和利尿來排出病邪。	軟堅和瀉下，透過消痰和通便來排出病邪。

關於陰陽食物「補」的作用的不同，我舉個例子：

如果一個人血虛，需要補血，吃什麼效果最好？我問過的女性朋友中，十個有九個都會想到阿膠和當歸。大家認為這兩樣東西都是補血上品，所以很多女性喜歡服用。

其實阿膠和當歸的功用區別可大了，如果吃得不對，可能會適得其反。

阿膠是陰性食物，所以它的「補」，是補營養，滋陰補血，但是它的陰性很強、難消化，脾胃虛寒的人吃了很容易損傷腸胃，造成消化不良，反受其害。有些人把阿膠用開水調開直接服用，這樣效果是不好的。服用阿膠一定要用黃酒來蒸，黃酒是陽性的，這樣才能緩和阿膠的陰性。

同樣的道理，當你吃了任何陰性比較強的食物，一定要吃點陽性食物，幫身體補充消化這種陰性食物的動力，這樣才不會被食物的陰性所傷。

當歸是陽性食物，所以它的「補」，是打通血液運行的通道，從而激發人體的造血機能。所謂「舊的不去，新的不來」，陳舊的淤血一旦被化掉，自然就刺激人體製造新的血液。

如果說阿膠是幫人體補充造血的原料，那麼當歸就是幫人體補充造血的能量。所以說，要補血光吃當歸行不行？不行，還得配上營養豐富的食物。

有一個年輕女孩，本來身體不錯，幾年前由於減肥心切，聽信偏方，連續十多天只喝湯，不吃飯，結果減肥沒成功，反而把身體搞壞了，好幾年也沒復原。

根據她的體質特點，我告訴她一個當歸食療的方法。她吃了一個月，很高興地跟我說：「有效果，不舒服的症狀消除了。」但我卻搖

搖頭說：「不對，沒有達到我預想的效果。你臉上的氣色還是不太好。」

　　她覺得很奇怪：「可是我一直都持續在吃當歸啊？」我問：「你最近吃飯規律嗎？」她說：「最近忙，經常每天只吃一兩頓飯。」我說：「這就難怪了。吃飯是最重要的。只有補藥，沒有營養，人體怎麼造血呢？不好好吃飯，吃再多的當歸也補不了血。」不僅是當歸，所有的陽性食物對人體的「補」，都需要陰性食物來補充營養才能發揮效果。

用 4 種簡單方法區分食物的陰陽

如果你陽虛，請多吃陽性食物，例如胡椒、胡蘿蔔、羊肉、鯽魚；如果陰虛，你就該多吃陰性食物，例如醋、白蘿蔔、柿子、甲魚。如果外感風、寒、濕這些陰邪，你就吃一些陽性食物來平衡，例如蔥薑陳皮水；如果外感暑、燥、火這些陽邪，那就吃一些陰性食物來補救吧，例如冰糖燉梨水。

擺在我們面前的食物種類太多太多，真的是太難掌握它們所有的功效了，那麼，有沒有簡單一點的方法讓我們一下就能掌握呢？

答案是有的。只要記住以下 4 種分法，馬上就能分辨食物的陰陽。

一、按食物的寒熱之性來分

陽主熱，陰主寒。 性質寒涼的食物屬陰，例如梨和柿子；性質溫熱的食物屬陽，例如龍眼（桂圓）和荔枝。還有一些不太涼也不太熱，就稱為性平的食物。其實，它們中的大多數也有略偏涼和略偏溫的差別，其中除了略偏溫的是陽性食物外，其他的都可以歸類為陰性食物。例如蘿蔔是性平的，但是其中的胡蘿蔔卻略偏溫，是陽性食物，而白蘿蔔則略偏涼，是陰性食物。

二、按食物水分含量的多寡（水火）來分

陽主火，陰主水。 水分含量多的食物偏陰，乾燥的食物則偏陽。同樣是蘿蔔，白蘿蔔水分多，胡蘿蔔水分少，所以白蘿蔔屬陰，胡蘿蔔屬陽。同一種食物，鮮品比乾品偏陰。新鮮的香菇屬陰，曬乾的香

菇屬陽。

三、按動物喜動或喜靜來分

陽主動，陰主靜。喜靜的動物屬陰，喜動的動物屬陽。圈養的動物屬陰，放養的動物屬陽。例如豬屬陰，羊屬陽；甲魚屬陰，鯽魚屬陽；關在籠子裡飼養的雞屬陰，放養的雞屬陽。有一點要注意的是，現在的動物飼料中添加物太多，會影響肉類食物的陰陽屬性。但不論是陰是陽，這些添加物只會干擾人體的陰陽，既傷陰又傷陽。

四、按食物的味道（升降沉浮）來分

陽主升浮，陰主沉降。「升降沉浮」是中醫描述藥物作用的術語，沉降是往下走，向內收斂，可以滋陰、降火、清熱、通便；升浮是向上走，向外升發，可以升陽、提神、發汗、散寒。這些作用跟食物的味道有關係。一般味道辛香、麻、辣、甜的，就有升浮（往上走）作用；而味道鹹、酸、酸甜或者苦澀的，有沉降（往下走）作用。

如此，我們就可以根據食物的味道來辨別食物的陰陽了。例如，家裡常要用到的蔥、薑、蒜、花椒、胡椒這些調味料是屬陽的，而鹽、醋、醬油則是屬陰的；辣椒是陽性的，而苦瓜是陰性的；再例如，橘肉是酸甜的，屬陰，橘皮是辛辣的，屬陽。分清了陰陽，也就等於分清了寒熱，我們就可以進一步判斷出橘肉是偏涼性的，而橘皮是偏溫性的。

掌握了區分食物陰陽的方法，我們吃飯的時候就心裡有數了。所以，只要分清食物的陰陽，身體要健康就更加簡單。

要健康，就要多吃弱陰性的食物

五穀雜糧多屬弱陰性的食物，肥甘厚味是比較偏性（偏強陰性或強陽性）的食物。和有偏性的生蔬菜相比，煮熟的蔬菜是弱陰性的，所以健康飲食的第一原則，就要多吃五穀雜糧等主食和煮熟的蔬菜。

健康的飲食之道，就是把握飲食的陰陽平衡。怎麼平衡呢？不是讓一頓飯中的菜色之間互相平衡就好，而是指你吃下去的所有食物都要跟你的身體陰陽平衡。

相對於食物來說，人體為陽，陰性食物的分量當然要超過陽性食物，才能與人體達到陰陽平衡。而陰陽食物之間的比例，就要根據各人的體質來調整了。

對於大部分人來說，要想保持身體的陰陽平衡，應該多吃弱陰性的東西，少吃太偏性的東西。 為什麼我們要以米和麵為主食？就是因為它們是弱陰性的，最容易與人體達成平衡。

為什麼說養生最忌諱肥甘厚味？因為它們都是比較偏性的。越是營養豐富的食物越偏陰性，油膩的、甜的飲食都屬於強陰性食物，而麻辣辛香這些調味料又屬於強陽性食物。所以說飲食宜清淡，不宜味道太濃重。

哪些東西是弱陰性的呢？

味道清淡的，氣味清淡的，顏色清淡的，不寒不熱的……具有這些比較平和性質的食物就是弱陰性的。五穀雜糧基本上都是弱陰性食

物，大部分的生蔬菜比較偏陰性，煮熟以後就陰陽調和了。

🌿 哪些東西是偏性的呢？

味道濃烈的，氣味重的，顏色鮮豔的，寒性的，熱性的……具有這些特殊性質的食物一般不是偏陰就是偏陽。鹽、醬油、醋、蔥、薑、蒜、胡椒等各種調味料都是。酒、咖啡、濃茶也是。蔬菜中的茴香、韭菜、黃瓜、番茄，水果中的榴槤、芒果、柿子、李子等，相對於一般的水果蔬菜來說，偏性要重一點。

食物的弱陰性及偏性簡單區分如下表：

弱陰性	偏性（強陰性／強陽性）
味道清淡的，氣味清淡的，顏色清淡的，不寒不熱的	味道濃烈的，氣味重的，顏色濃烈的，寒性的，熱性的
五穀雜糧（米、麵），油	鹽、醬油、醋、蔥、薑、蒜、胡椒等各種調味料；酒、咖啡、濃茶；茴香、韭菜、黃瓜、番茄；榴槤、芒果、柿子、李子
大部分煮熟的蔬菜	大部分生蔬菜

弱陰性的食物是營養的根本，偏性的食物則是用來補充人體營養的不足。人可以不吃偏性的食物，但沒有弱陰性的食物就無法維持健康。所以，健康飲食的第一原則，就是一定要吃五穀類主食和蔬菜。

烹調的作用就是調和陰陽

自然界的動物只懂得將食物以原本的型態吃下，而人真是無比聰明的生物，獨創烹調之道，用有限的原料調和出了無限的可能。

前兩年開春的一天，我跟兩位長輩聊天，他們問我：「知不知道現在流行一種喝蔬果汁的療法，提倡蔬菜要吃生的，打成汁大量地喝，說是可以排毒養生？」我說：「我有時也喝自製的蔬果汁，但不是為了代替吃菜，而是當做熱天的飲料少量地喝一點。現在還是初春，天氣冷，你們二位又是長輩，喝這個恐怕太寒涼。」他們說：「對啊，我們那天喝了以後就覺得不舒服了。」我想起去年也有一位年輕的讀者朋友，他參加了一個「自然療法」活動，一天喝好幾大杯蔬果汁，結果胃嚴重受寒，回家以後難受了好些天。

這種「喝蔬果汁」和提倡「所有菜都生吃」的療法，全是從美國傳過來的，並不是什麼新鮮的發明。十幾年前，我讀過美國權威的自然療法專家寫的著作，上面就有相關的內容。由於人種、飲食、運動方面的原因，多數美國人先天的體質陽氣比較旺盛，所以這些方法對他們來說，確實比較好，能幫助他們清熱降火。

我認識一位美國朋友，他告訴我他幾乎不吃熟的蔬菜，全部生吃，連馬鈴薯、茄子都是生吃的。這位朋友是軍隊出身的，快 50 歲了，身強體壯，聲音洪亮有力，面色發紅，典型的陽亢體質，他吃生菜當然沒事，還對調節體質有好處。我們華人跟他們人種不同，體質還是有差異的，大多數人陽氣都沒有那麼旺盛，尤其是中老年人，腸胃一

般都比較虛弱，誰敢天天吃生馬鈴薯、生茄子啊？天天吃生的東西，絕對會吃出病來的。

有沒有人想過這個問題：所有自然界的動物都吃生的食物，包括原始人一開始也是茹毛飲血的，為什麼後來人類要把食物弄熟了再吃呢？ 大自然這樣安排是有道理的。動為陽，動物大部分時候都處於動的狀態，所以牠們的陽氣足，多吃陰性食物才可以達到陰陽平衡。

但是人類進化的趨勢是腦動得越來越多、身體動得越來越少，所以陽氣就不如動物那麼足了。這種情況下，如果總是吃生的食物，陰氣過盛，人就受不了，所以才需要透過烹調來調和陰陽。

烹調不外乎水火。火為陽，用火把食物弄熟，就可以為食物增加陽性的特質，減弱它原有的陰性。這就是烹調的基本作用。除了用火，做菜還會用到各種調味料。實際上，這也是調和食物陰陽的方法。透過添加不同性質的調味料，我們就可以改善食物的陰陽性質，使它們更適合我們的體質。

鹽是鹹味的，陰性很強，菜裡放一點點就足以調和陰陽。為什麼做粗重體力工作的人吃得比較鹹？因為動為陽，他們動得多，就可以多吃點鹽。為什麼老年人要少吃鹽？因為陽氣不足了。

蔥、薑、蒜是辛辣的，屬陽。為什麼我們做葷菜少不了蔥、薑、蒜？因為肉類的營養豐富，陰性特質強，所以要放些陽性的東西來中和。

辣椒也是陽性的。以前是濕氣重的地區的人吃辣，濕為陰，所以要吃辣椒調和，現在則到處都有人在吃。為什麼？因為肥甘厚味吃得太多，耗傷陽氣，就會想吃辣了。有朋友問，做菜還要用到油，油又是什麼性質的呢？其實，油不是調味料，而是輔料，和水一樣。烹調

用到水和油，是為了與燒菜用的火平衡。一般做菜常用的油都是弱陰性的。 調味料的作用，不僅是調和菜的味道，更是調和菜的陰陽。記住這一點，我們就可以用相同陰陽屬性的調味料來相互替換了。例如說，燉肉的時候，一般要用到蔥、薑，如果不放蔥、薑的話呢？可以多放陳皮。陳皮也是陽性的，同樣可以平衡肉類的陰性。又例如說，如果不想多吃鹽，而又希望增加菜的陰性，那可以放些醋，醋也是陰性的調味料。

🍵 食物不能掐頭去尾、抽筋剝皮

　　大自然是最神奇的創造者，它為我們提供的每一樣食物本來都是陰陽俱足的，可惜，我們往往把它們掐頭去尾、抽筋剝皮來吃，不經意間就加強了食物的偏性。有時候，我們丟棄的甚至是食物最有價值的部分，真有點買櫝還珠的意思。

　　橘子就是一個典型的例子。實際上，橘皮對人體健康的好處遠勝於橘肉，可是除了中醫會把橘皮當作藥材，一般人吃完橘子就把皮給扔了。在我的周遭，好多人吃橘子總喜歡把介於皮與肉之間那些白色的筋絡剝掉，其實，那是一味對身體很好的中藥，叫作橘絡。吃橘子的時候，一定要連著橘絡一起吃，這樣才不會上火。其實，食物的各個部位也都有陰陽之分，像食物的皮與肉是一對陰陽，它們之間有互補的作用。如果你沒有時間和條件去搭配一日三餐的陰陽，你至少要採用一個簡單的方法：那就是儘量吃完整的東西，能吃的部分都一起吃。例如說生薑，薑皮為陰，性涼能止汗；薑肉為陽，性熱能發汗。做菜放薑的時候，記得不要去薑皮，這樣做出來的菜才不會過於辛熱。例如說大米，大米為陰，能滋補脾胃；米糠皮為陽，能散氣、改善消化不良。所以吃糙米比精米更養生。例如說荔枝，果殼為陰，味苦性涼；果肉為陽，味甘性溫。血熱的人吃荔枝容易上火甚至流鼻血，用荔枝殼泡水喝就可以應對這種情況。例如說鯉魚，魚皮和魚鱗為陰，能收澀止血；魚肉為陽，能利尿消腫。平時吃魚儘量不要去鱗。而如果入藥，例如用鯉魚煮湯調理腎炎、肝腹水造成的浮腫，就一定要去鱗才行。例如說驢，驢皮為陰，驢肉為陽。驢肉可以補氣強身，而驢

皮經過熬製，就是鼎鼎大名的補藥阿膠，它能滋陰補血。例如說花生，它具有兩對陰陽。花生米為陰，花生殼為陽。花生米本身又分陰陽：花生仁為陰，花生仁上的膜（紅衣）為陽。花生米含油脂豐富，而花生殼是降脂的良藥。花生仁補血，花生膜止血，而花生殼活血。花生米潤肺，調理燥咳無痰，而花生殼斂肺，調理氣喘咳痰。雞蛋也有兩對陰陽。蛋殼為陽，蛋白、蛋黃為陰。蛋殼能緩解吃下過多雞蛋或者其他蛋白質類食物引起的濕疹、哮喘、消化不良、胃酸逆流和蛋白質過敏等症，同時還有補鈣壯骨的作用。蛋白和蛋黃也是一對陰陽。蛋白為陰，性涼，能補氣、提神；蛋黃為陽，性溫，能補血、安神。所以蛋白蛋黃一定要一起吃才能陰陽平衡。有些人害怕蛋黃膽固醇高而不敢吃，這是誤解，只要蛋白、蛋黃一起吃，不僅不會使血脂升高，如果吃法正確，反而有降低血脂的作用。請注意，陰陽是個相對的概念。一種食物的皮與肉如果形態比較類似，它們的陰陽性質差別就小，作用會比較相近，可以相互補充、促進對方的功效；一種食物的皮與肉的形態差別越大，它們的陰陽性質也差別越大，作用就會相反，可以相互平衡、中和對方的偏性。

不適合你的食物可能是毒藥——
弄清體質，一補就準

做什麼事都不能盲目，食補也一樣，別一看身體不好就忙著進補。「補」字的本來意思是什麼？是補丁，是修補損壞的地方。沒找到破的地方要怎麼去補？那不就是在新衣服上補丁了嗎？

先問大家一個問題：藥店裡治什麼病的藥都有，為什麼我們還要去看醫生？ 你肯定會回答：「因為我們不確定自己得了什麼病啊。」說得沒錯。要治病，首先得診病。食補也是一樣的。再好的東西，如果不適合你，也會變成毒藥。要弄清楚吃什麼好，首先得弄清楚自己是什麼體質。然而，很多人最困惑的，就是不知道怎麼辨別自己的體質。有個最容易的方法，就是一樣先從陰陽上區分。人分陰陽，人體分陰陽，人的五臟六腑分陰陽，人的病也分陰陽。

人怎麼分陰陽

這個問題不用想就能回答：女為陰，男為陽嘛。但它對於養生的意義是什麼，你想過嗎？女為陰，男為陽，從養生的角度來看，就是女子以陰為根本，男子以陽為根本。所以女性最怕傷陰，男性最怕傷陽。僅此一個男女之別，食補的重點就有所不同了。如果你身體不錯，那麼不需要吃什麼補藥，女性注意補充一些助陽的食物，男性注意補充一些滋陰的食物，就能錦上添花，彌補先天的偏性。身體不太好的朋友，那麼不管你得的是陽虛病還是陰虛病，在調理的時候，女性一

定要兼顧養陰，男性一定要兼顧養陽。血屬陰，氣屬陽，所以女性要注意補血，男性要注意補氣。古代的宮廷御方，給皇后吃的多是燕窩、阿膠之類滋陰的東西，給皇帝吃的多是人參、鹿茸這些壯陽的東西，就是這個道理。

🌱 人體怎麼分陰陽

從表裡來分：體表為陽，體內為陰。所以陽虛的人怕冷，容易感冒，因為體表的保護屏障不夠強。而陰虛的人手心腳心發熱，這種熱是從體內發出來的，是內熱。從部位來分：上為陽，下為陰。所以老年人腳特別怕冷，而小孩子光腳到處跑都不怕。背為陽，腹為陰。所有的陽經都走人的背面，所有的陰經都走人的正面。小孩從不駝背，就是因為小孩陽氣旺。從有形無形來分：機能為陽，器官為陰。精神為陽，肉體為陰。 從作用來分： 人體內滋潤和營養全身的物質為陰，溫煦血液和促進人體功能的能量為陽。常看中醫的人，會聽到醫生診斷的時候提到什麼陰虛火旺啊，腎陰虧虛啊，命門火衰啊，聽起來很玄，其實，這些不過是中醫用的一些專業術語罷了。其中的道理，離不開陰陽二者的基本特點。只要掌握住這些特點，理解起來就不難了。人體的陰，就像地上的土和水，有營養和滋潤的作用。人的骨髓、血液、津液，都是陰。陰虛的人，身體的體液不足，他們會感到口乾舌燥，還會上虛火，這就叫陰虛火旺。人體的陽，就像天上的陽光和空氣，有推動和溫熱的作用。人的氣息、熱量、活力，都是陽。陽虛的人，身體的能量不足，血液流動緩慢，它們會感到全身冰涼，怕冷，有氣無力。什麼叫命門火衰？命門是腎，火是陽，其實就是嚴重的腎陽虛。

❧ 人的五臟六腑怎麼分陰陽

心、肝、脾、肺、腎這五臟屬陰，膽、胃、膀胱、大腸、小腸、三焦這六腑屬陽。五臟的功能是儲存營養，維持人體的生命活動，中醫說五臟是「藏而不瀉」，就是說它們藏著人體的精氣，不能外瀉，否則人就虛了。六腑的功能是消化、傳導，負責分解食物，讓人體吸收營養，將剩下的廢物排出去，它們是營養物質的通道，所以中醫說六腑是「瀉而不藏」，就是說它們的作用是傳送而不是貯存，要保持暢通才好。瞭解了五臟六腑的陰陽，就找到了食補的捷徑。五臟主藏，所以我們對它們要多用「補」法；六腑主瀉，所以我們對它們要多用「瀉」法。 另外，當你要用食物調理某一臟的症狀，直接用瀉法不見效，就可以對跟它構成一對陰陽的那個腑來下工夫；同樣的，當你要調理某一腑的毛病，也可以補跟它構成一對陰陽的那一臟。舉個例子，腎和膀胱是一對陰陽。例如腎有問題了，是實證，應該用瀉法，清濕熱。怎麼瀉？腎不宜瀉，一瀉就腎虛了。應該瀉膀胱，把濕熱從膀胱趕出去。再例如，夜尿頻多，原因在膀胱，是虛證，要用補法，但膀胱是管排泄的，沒法補，只能補腎，才可治標。五臟六腑的陰陽分別都可以配對。肺為陰，大腸為陽，這是第一對；脾為陰，胃為陽，這是第二對；心為陰，小腸為陽，這是第三對；腎為陰，膀胱為陽，這是第四對；肝為陰，膽為陽，這是第五對；心包為陰，三焦為陽，這是第六對。這種配對關係，也就是經絡學所說的臟腑表裡相合。記住臟腑之間的陰陽關係，我們就不會只知道頭痛醫頭、腳痛醫腳了。

陰（臟）	陽（腑）
肺	大腸
脾	胃
心	小腸
腎	膀胱
肝	膽
心包	三焦

🍃 為什麼進補首選脾和腎

人體還可無限地細分下去，像五臟，相對於六腑來說屬陰，它們自身之間也有偏陰偏陽之分。如果在五臟之中分陰陽，那麼它們可以分為兩組，心、肺是一組，它們屬陽，肝、腎、脾是一組，它們屬陰。心為陽中之陽，肺為陽中之陰。肝為陰中之陽，腎為陰中之陰。脾呢，是陰中之至陰。說起來似乎有些複雜，列個表就清楚了。

腑	臟				
陽	陰				
大腸、胃、小腸、膀胱、膽、三焦	陽		陰		
	陽	陰	陽	陰	至陰
	心	肺	肝	腎	脾

如果按從偏陽到偏陰的程度排序，那麼五臟中依次是心、肺、肝、腎，最偏陰的是脾。脾為陰中之至陰，那我們就知道它不太容易陰虛，而是容易陽虛，所以補脾要以溫補脾陽為主。五臟在人體屬陰，而其中腎又為陰中之陰，脾為陰中之至陰。陰主藏，凡是屬陰的臟腑，都

是負責貯存精氣的。五臟六腑中，脾和腎「藏」精氣的功能最突出。脾是管消化的，所以它藏的精氣是人體後天之精，就是營養。腎是管生殖的，所以它藏的精氣是人體先天之精，就是元氣。越是屬陰的臟腑，越適宜多用「補」法。那麼如果我們平常要進補，重點應該補哪裡呢？當然就是脾和腎。這兩臟補好了，其他的臟腑就不容易生病了。

怎麼判斷自己是陽虛還是陰虛

一般的慢性病，還有長期的不健康狀態，大多都是虛證。那怎麼判斷自己是陽虛還是陰虛？很簡單，陽虛和陰虛的人都有一些典型症狀，對照一下就知道自己是偏陽虛還是偏陰虛了。

1.陽虛的表現：

怕冷，四肢不溫，面無血色，舌頭的顏色淡，舌苔發白。如果有心悸、四肢發冷、面色發白的症狀，此外還會感覺胸悶氣短、甚至心痛，這就是心陽虛。如果腰膝發冷，晚上頻尿，那是腎陽虛。如果臉色暗黃、大便不成形，那是脾陽虛。如果伴有陽虛的表現，咳嗽帶喘、有氣無力，一運動就喘得更厲害，吐出來的痰很稀，沒事就出汗，特別怕受風，容易感冒，這就是肺氣虛。為什麼不說肺陽虛？因為肺喜濕惡燥，就是說燥熱最傷肺，而陽主熱，所以一般不說肺陽虛，而說肺氣虛。氣為陽之始，陽虛是由氣虛發展而來的。同樣的，肝為陽臟，肝陽常有餘，肝陽虛也不多見。

2.陰虛的表現：

五心煩熱，也就是手腳心和心口發熱，顴骨發紅，睡覺出汗，口乾舌燥，小便發黃，舌頭偏紅，舌苔很薄。如果常感覺心悸，同時又有陰虛的表現，例如心煩、失眠、容易做夢，那就是心陰虛。 如果腰

膝痠軟、疼痛，頭暈耳鳴，那是腎陰虛。如果感覺眼睛乾澀、視力減退，那是肝陰虛。如果胃部隱隱作痛、食欲不佳，那是胃陰虛。為什麼不說脾陰虛呢？因為脾為陰中之至陰，所以脾陰虛主要是由胃陰虛引起的。上面這些表現，不一定每個人全部具備。只要有一兩點符合，就可以大致判斷是偏陰虛還是偏陽虛。當你知道自己是陰虛還是陽虛之後，你再看看主要的症狀出現在哪一臟。要是咳嗽，不用說，肺一定有問題。要是是心悸失眠，那麼病在心。這時候你就可以判斷自己是這一臟的陰虛或是陽虛了。反過來講，如果你感覺哪一個臟腑不舒服，也可以對照判斷一下它到底是陰虛了還是陽虛了，這樣就可以對症調理了。

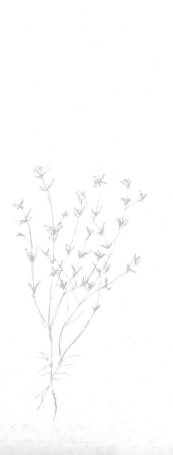

第2章

四季五味養生術

五味入臟腑，各有大效用

五味入五臟，並非越多越補。用得好，補益的作用最強；用得不好，損害的作用也最強。這跟人與人之間的關係是同一個道理：只有最親近的人才可能讓一個人感受到最大的傷害，因為彼此太熟悉了，一出手就能點中對方的死穴。

食物有酸、甘、苦、辛、鹹五味。酸包括酸味和澀味，苦分為苦寒和苦溫，甘包括淡味和甜味，辛是辛香、麻味和辣味，鹹包括鹹味和鮮味。這些味道分別入五臟六腑，各有其藥理作用。

五味	對應臟腑	作用
酸	肝、膽	收斂固澀
苦	心、小腸	燥濕瀉下
甘	脾、胃	補中益氣
辛	肺、大腸	發散行氣
鹹	腎、膀胱	軟堅散結

要瞭解五味的五行屬性，就先從五臟的五行屬性、以及四季如何飲食保健這方面來談吧。

讓五臟和一年四季水乳交融

養生之道在於適度和全面，只有調和五味，才能激發出生命的活力。食物的味道越豐富，就越能汲取各種五行屬性的精華。中國菜講究五味俱全，將陰陽五行之道，運用到一粥一飯之中，這就是養生的最高境界。

肝、膽和春天有什麼關係

肝和膽組成肝系，屬木，在一年四季中，春天是萬物萌發的季節，是屬木的，是肝氣最旺的時候。人的心情也應該像草木一樣，舒展開來，盡情地沐浴陽光雨露，這就是最好的養肝之道。這個季節，如果心裡有所喜，就儘量不要去壓抑它。想做什麼事，就大膽地去做，不要瞻前顧後；想吃什麼東西就去吃，不要擔心發胖，因為心理舒展了，順應了春天的生發之氣，新陳代謝就會加速，吃下去的東西會全數轉換成能量，讓人精神百倍。

心、小腸和夏天有什麼關係

心和小腸組成心系，屬火，因為心火溫暖血液，推動血液循環，小腸把食物轉化成營養精微，這樣人體才能夠吸收。在四季中，夏天是屬火的，人的心火也最旺，這是養心的關鍵時期。夏季是生長的季節，心火需要燒得旺一點，促進新陳代謝。心火旺，人的血液循環加快，出汗又多，心臟負擔比較重。為什麼人在夏季最想午睡呢？就是因為午睡是最養心的。午後是人體氣血循行心經的時間，這時候休息

一下就能養好心神。所以老年人最好每天都睡個午覺，保護心臟。如果是年輕人，雖然平時不睡午覺也無妨，但夏天最好還是睡一下，趴在辦公桌上打個盹也好。父母往往發現，經過一個夏天，孩子猛然長高了幾乎一個頭。夏天小腸功能旺，人體吸收的營養多，是小孩成長最快的時候。但夏天熱，人又容易沒胃口，所以夏天要注意給孩子吃些開胃的東西，確保營養的吸收。

脾、胃和長夏有什麼關係

人體的脾和胃組成脾系，屬土，因為吃下去的食物都由它們受納、消化，再化生為氣血。脾胃又分陰陽，脾為陰土，胃為陽土。陰土好比河灘地，最怕洪水淹沒，所以脾喜燥惡濕。人體內要是有多餘的水分排不出去，就會造成脾濕，影響脾的功能。而陽土好比旱地，需要時時灌溉，所以胃喜濕惡燥。有胃病的人要多吃稀飯就是這個道理。廣東人很懂養生之道，飯前必定先喝一碗湯，這是特別養胃的。有人問，那喝點水行不行？答案是不行。別忘了胃喜濕，可是脾喜燥。湯跟水的性質截然不同，湯是營養液，喝下去以後有開胃的作用，其中的營養又能被脾吸收消化。而清水只會稀釋胃液，影響消化，多餘的水分還會給脾帶來負擔。喝含糖的飲料那就更不好了，敗胃口，過甜又會傷脾。土養育萬物，所以它統管四季，無論什麼時候養脾胃都是保健的第一要務。古人說「人有胃氣則生，無胃氣則死」，又說「脾為後天之本」，這些話都是要提醒我們脾胃的重要性。一個人不管年紀多大、身體多麼不好，只要胃口好，能吃能消化，就不會有大礙。四季都要養脾胃，而一年中又有一個特殊的時期，是最需要養脾的時間，那就是中醫所說的長夏。每年的農曆六月是長夏，這個月特別濕

熱，濕氣困脾，人沒有胃口。除了環境的濕氣，人在夏天一般吃的生冷食物比較多，體內的濕氣也很盛，內外交困，脾的功能受制，使人消化不良甚至腹瀉。所以長夏時節要特別注意保護脾，多吃一些健脾利濕的食物，可以用荷葉煮粥來喝，效果特別好。

✇ 肺、大腸和秋天有什麼關係

肺和大腸組成的肺系屬金，因為它們有肅降的功能，肺氣應該是往下降的，如果肺氣不降，反往上跑，人就會咳嗽；大腸管排泄，也是往下走的。金越純越好，所以肺容不下雜質。有時候人忽然咳嗽了，不一定是著涼，有可能是灰塵透過氣管直接進肺，肺受不了，就要想辦法把它排出來。秋天屬金，秋風一刮，無邊落木蕭蕭下，一派肅殺、沉降的景象。秋天是收穫的季節，人體也要貯備營養準備過冬，所以秋天要進補。補什麼呢？初秋要補肺氣，肺氣足了，才能把營養往下輸送到腎，化為精氣貯藏起來。這時，你可以多吃一些補氣的東西，比如雞蛋、杏仁，平時就氣虛的話，還可以用黃芪煮粥來喝。深秋要潤肺滋陰，保養好人體的精氣，不讓無端的虛火給消耗掉。要多吃一些養陰的東西，比如銀耳、枸杞。

✇ 腎、膀胱與冬天有什麼關係

腎和膀胱組成的腎系屬水。腎藏精，腎精化為腎陰，也就是腎水，滋養全身臟腑。膀胱排泄水液，也是靠腎的作用。腎虛，腎水不足，不是尿頻就是小便不利。不止是影響生殖功能，全身臟腑功能都會減退。腎水往上走滋養全身，靠腎陽的溫熱氣化作用。所以，補腎不是吃點六味地黃丸那麼簡單。不能只補陰，一定要根據程度的輕重，平

補陰陽。冬天屬水，是養腎的季節。此時天寒地凍，水面凝結成冰，保持水底的溫度，魚兒才能過冬。人體的腎精也應順應時節封藏在體內，保存實力。所以，冬天養腎，最關鍵的是不要過勞，少讓腎的精氣外洩。還要早睡晚起；因為過鹹傷腎，所以冬天要儘量吃得淡一些；很多壯陽藥、激素類藥是靠透支人體元氣來達到效果的，冬天請儘量避免服用。做到了這些之後，再來考慮補腎，那才能補得進去。從五臟的陰陽中，我們已經看出脾和腎是五臟中最需要補的兩臟。從季節上來說，養生最重要的時間，就在於一冬一夏。冬病夏治，夏病冬治。一冬一夏養好了，整年就不容易生病了。

五味入口，專補虧欠

　　一年四季中，五臟各有其旺盛的季節，那是不是在這個季節就應該多吃五行跟它同一屬性的味道，對身體才好呢？恰恰相反，一個季節什麼臟腑最旺，就要少吃跟它同樣屬性的東西。為什麼？因為，五味入五臟的作用是「瀉」。這裡所說的「瀉」，是與「補」相對而言的。「補」是補這個臟腑之所長，也就是加強它的特性；而「瀉」是指補這個臟腑之所缺，也就是抑制它的特性，保持陰陽的平衡。五味養生之道，第一是適度。再好的東西，都不能過量，否則就會打破人體陰陽的平衡。第二是全面。我們都知道，生活的精彩就在於五味俱全。這就像為什麼泡在蜜罐裡長大的年輕人會因為一點小事輕生，而歷經戰亂的老人卻能樂觀地活下來？只有品嘗過痛苦的滋味，才能體會出幸福的甘甜。

春吃甘，脾平安

甘味屬土，土地養育萬物，甘味的食物是我們主要的營養來源。如果你覺得身體虛弱需要補，不要急於去買補藥，首先看看一日三餐，甘味的食品吃得夠不夠，最重要的是，有沒有吃足夠的主食。

甘味不單指甜味，也包括淡味，就是沒什麼味道的東西，比如說米、麵這些主食。甘入脾胃，甘味的食物有補中益氣、調和脾胃的作用，米、麵、糖類、各種淡水魚蝦、牛肉、玉米、白薯等都是甘味食品。甘味能緩和藥物的毒性。為什麼說喝中藥不能放糖，就是怕解了藥性。而藥方中，如果有些藥物比較峻烈，就得放一點甘草進去調和一下。甘味中的甜味能緩解疼痛和痙攣，虛寒腹痛、胃痛、頭痛還有抽筋的時候，喝點糖水就會感覺好些。甘味中的淡味能利尿滲濕，比方說薏米，眼泡腫或是小腿浮腫的人就可以多吃一些。土生金，肺屬金，所以甘味的東西對肺特別好，能潤肺、補肺氣、滋肺陰。肺是統管人一身之氣的。氣虛的人，中氣不足、氣短懶言，容易出汗、疲勞，吃點甘味的東西就有補益的作用。甘為土，土應四季之氣。所以，無論哪個季節，都要以吃甘味食物為主。特別是春天，更要多吃。原因有二：春天是生發的季節，生長需要能量，甘味食品最能補氣血；春天肝氣旺，木剋土，容易傷脾，甘味是脾的正味，能補脾。甘味中，淡味或是微甜的食物是我們應該常吃的。適當的甘味補脾，但過甜則太膩，反而阻滯脾的功能。小孩子的脾比較弱，需要吃甘味的東西補一下，但千萬不能多吃甜食，吃多了，反而傷脾。小孩子應該多吃米

飯、麵條、粗糧，這些才是真正能養脾、養身體的。過甜除了傷脾之外，還會傷腎。為什麼呢？因為土剋水，腎為水臟。甜食吃太多，會使人腎虛，容易得腰椎病和頸椎病。一般小時候特別愛吃甜的人，長大反而吃得少了。這是人的本能選擇，因為人小的時候脾弱，需要吃甜的；成人後，脾功能成熟了，腎卻開始衰老。純粹的甘味是中性略微偏陰的。但別忘了，甘屬土，是女性的象徵，甘味跟別的味道搭配，就會隨之而變換陰陽屬性，有點「嫁雞隨雞、嫁狗隨狗」的意思。甘味與酸味在一起，就轉化為陰性，有滋陰的作用；甘味與辛味在一起，就轉化為陽性，有助陽的作用。甘味又是以柔克剛的，它會緩和酸味、辛味的偏性，而助長它們補益的作用。甘屬土，土的性格是厚德載物，它是最能包容的。甘味也是如此，它可以調和一切味道。不管是酸的，還是苦的、辣的，放些糖進去，口感就會好許多。做菜的時候，只要放一點點的糖，料理的味道就會不一樣，而吃的人根本品不出甜味，只覺得好吃，這就是烹調的最高境界。

夏吃辛，養肺金

現在愛吃辣的人越來越多，甚至許多人無辣不歡，這跟人們普通體質偏虛、體內濕氣重很有關係。愛吃辣的小孩很少見，因為他們自身的陽氣已經很足了。

辛味，實際上包含了好幾種不同的味道，麻味、辣味、辛香味，都屬於辛味，它們共同的特點就是氣味濃烈。蔥、薑、蒜、辣椒、各種香料，還有許多氣味獨特的中藥，都帶有辛味。辛味屬金。五行中金有沉降肅殺的特性，但辛為陽金，反而有上升發散的作用，就像燒紅的鐵鍋，水灑進去馬上就蒸發了。辛味最突出的就是它的氣味，「辛香四溢」，是往外散的，辛味的作用就是行氣、發散、活血、化淤，能促進氣血流通，也就是促進人體的新陳代謝。凡是需要祛除外感病邪，或是調理氣血淤滯、虛寒，都會用到辛味的藥物。辛味入肺和大腸，能宣發肺氣。氣行則血行，氣血淤滯的人就要用辛味，讓氣血流動起來，一潭死水變成活水，才能有生機。肺系統的病，最常見的就是感冒，而感冒是必用辛味來治療的。風寒感冒需要辛溫的藥物來發汗，喝點蔥薑水也可以，風熱感冒需要辛涼的藥物來解表，比如銀翹解毒片，或吃白蘿蔔也有用。注意，辛味屬陽，不補肺陰，所以肺陰虛的人，例如肺結核病患，就不要多吃辛味。辛味入大腸有燥的作用。特別是辛溫的食物發汗作用強，吃多了就會耗傷津液。大便乾燥的人不要吃太多麻辣的東西，以免加重腸道缺水的狀況，造成便秘。辛屬金，金生水，所以辛味能補腎。辛為陽金，補的是腎陽。腎陰虛的人，也就是夜裡盜汗、總覺得手心腳心發熱的人，不要多吃辛味。而腎陽

虛的人，也就是體質虛寒，手腳冰涼、特別怕冷的人，可以用辛味來補。同性相斥，秋天屬金，最不適合多吃辛味。因為辛味能助肺氣，肺氣與秋氣相通，秋天肺氣已經很旺了，再吃辛味，肺氣過於上升，就削弱了其肅降的作用。肺氣上逆，引起咳嗽，而且往往是燥咳，辛味發汗，秋天乾燥，人體發汗過多就缺水，也就是傷陰了。肺為金，肝為木，金剋木；肺氣太旺，對肝不利。愛吃辣的人，秋天一定要克制一點。所以，古人說，一年之中，秋不食薑。當然，這不是指一點都不能吃，而是指不能特別去吃薑，像薑茶、薑糖什麼的，就最好避免了。薑是調味料，做菜的時候，該放就放，跟別的食物一搭配就平衡了。 哪個季節最適合吃辛味呢？是夏季。一般人認為夏天熱，不能吃辛辣的，其實不然。夏天人體毛孔張開，最容易感受外邪，辛味是發散的，能幫助我們祛除表邪，不讓它們停留在體內作怪。夏季熱，人體的陽氣都浮在表面，脾胃相對是寒的，這時候吃點辛辣，開開胃，促進脾胃的功能再好不過。而且辛味有發汗作用，能幫助人體散熱。從五行生剋來說，夏天屬火，火剋金，也就是剋肺，肺主皮毛，肺氣受制，就容易外感病邪。辛味入肺，就能助肺氣，發散解表。辛味的藥物很多，在補藥中，大家最熟悉的補血藥當歸就是辛味的，當歸辛溫，補血作用很強。人人愛喝的菊花茶也是辛味的，菊花辛涼，能散風明目。辛味在三餐中，以調味料居多。各種香辣調味料像蔥、薑、蒜、花椒、胡椒、辣椒、大料、陳皮，都帶有辛味。

秋吃酸，護肝膽

大多數樹木的果實和種子都帶有酸味或澀味，它們往往是植物最富營養的部分，所以酸味和澀味有收斂的作用，能幫助人體吸收和儲存營養，保護精氣不外洩，特別適合體質虛弱的人。

酸泛指酸味和澀味，它們對於人體來說有收斂的作用。五行中，木有舒展升發的特性。酸屬木，卻主收斂，這矛盾嗎？並不矛盾。酸味和澀味是陰性的，它們是陰木，不是陽木。如果把木比作樹木，那麼陽木好比樹木的枝幹，舒展向上，而陰木好比樹木的果實和種子，精華內斂。酸屬陰，酸味入肝膽，補的是肝膽之陰。陰代表水液，也就是說，酸味能促進肝血和膽汁的生成。酸味入肝，能平息肝火，有利於疏洩肝膽濕熱；酸味補肝血，所以孕婦喜歡吃酸的，因為肝主生機，而肝血是胎兒生長的營養來源；酸味入膽，促進膽汁分泌，可以解油膩、降血脂。肝陽上亢、高血壓、高血脂、肝炎、性情急躁外向的人可以多吃些酸的，而肝氣鬱結、氣滯血淤、憂慮內向的人就不能多吃。還有什麼人適合吃酸味？心陰虛的人就適合。如果手心腳心發熱，心胸煩熱，又常感覺心悸、心煩、失眠、多夢，那麼就可以吃些酸味的東西。酸棗就是一味很好的安神養心藥。因為木生火，心屬火，酸為陰木，可以養心陰，心陰足了，就不怕心火過旺。注意：酸養心陰，不養心陽，心陽不振，感覺心胸憋悶、心悸不寧的人，不要吃太多。什麼人不能多吃酸味？脾虛的人。怎麼判斷自己是不是脾虛呢？最簡單的辦法就是看大便，如果大便總是比較稀，不成形，這種人一

定脾虛。臉色發黃的人也是脾虛。 為什麼脾虛的人不能多吃酸味？因為木克土，而脾胃屬土。酸為陰木，胃為陽土，陰陽互補，對胃來說，有酸味克制是好事，適當的酸味能起到開胃的作用。而脾為陰土，所以脾最怕酸多，酸會抑制脾的功能，影響營養的運化。脾虛的人要少吃酸。正常人只要在春天減少酸味食物就行了，因為這是肝旺脾虛的季節。春天屬木，肝屬木，酸也屬木。春天為什麼要少吃酸味呢？春天是養肝的季節，但養的是肝陽，肝氣升發，把冬天潛伏在體內的病邪宣洩出去，所以對於一般人而言，反而要少吃些酸的才好，以免收斂過度，把病邪關在體內。什麼季節最適合吃酸味的食物？是秋天。秋季是最缺木的季節，可以多吃些酸的東西。酸屬木，秋天屬金，金剋木，其實就是說秋天肺氣旺，可能剋伐肝木，而酸味入肝，是肝的正味，這時候就應該用酸味來養肝。

所以我們吃的東西很少有純粹的酸味，它往往跟澀味或是甜味夾雜在一起。大多數的種子如蓮子、菟絲子、山萸肉、芡實偏於酸澀，大多數水果則偏於酸甜。酸味和澀味都是陰木，二者相合，收斂的作用就加倍了。久病體虛的人，身體不能固攝精氣，出現各種滑脫的症狀，如長期咳喘，慢性腹瀉、頻尿、遺尿、遺精、陰道異常出血，或是出汗多、各種出血症等，就要用性味酸澀的藥物來調理。雖然酸澀味入藥療效顯著，但收斂性強，平常食用太多有過偏之弊，所以酸澀味的食物相較之下不多，且一般人都不會太愛吃口感酸澀的東西，這是人類的自我保護功能進行篩選的結果。酸甜味的東西，愛吃的人就多了。為什麼？酸味屬木，甜味屬土，木和土是相剋關係。酸味和甜味放在一起，能抑制彼此的偏性，比較平和，適宜常吃，所以酸甜口味的食物相對就比較多，酸味生津止渴，又能化解甜味的滋膩；甜味

補益中氣，又能緩解酸味的收縮之性。所以凡是酸甜口味的東西，都是滋陰的。中華料理中以油炸調理的肉或魚，多半要澆上糖醋汁，為什麼呢？因為油炸的東西很熱性，配上酸甜味的糖醋汁，有滋陰的作用，就不怕熱盛傷津了

冬吃苦，把腎補

凡是燒得好吃的菜，細細品嘗後，多半能品出一絲苦味來。一道真正的美食，只有香、辣、甜、酸這些討人喜歡的味道是不夠的，必須要摻雜一點苦味，滋味才會醇厚，才會讓人有餘味綿長的感覺。

五行中，火有溫暖升騰的特性，苦味屬火，但苦味又屬陰，它是陰火，就像爐膛裡燒剩下的灰燼，有餘溫的時候有一點烘乾的作用，完全冷卻以後如果不把爐灰掏空，新火就燒不起來。所以，苦味的東西分兩類：一類是苦溫的，例如咖啡、紅茶，祛除濕氣的作用比較強，就是中醫所說的「燥濕」；另一類是苦寒的，例如蓮子芯、綠茶，有清熱、瀉下的作用。苦味入心和小腸，能瀉心火和小腸火。凡是清熱瀉火的藥，都有苦味。最為大家熟知的，就是苦瓜和黃連，專門解決口舌生瘡、心煩失眠這類心火上炎的問題。小腸火其實也是心火，心火下注到小腸，傳到膀胱，導致小便黃、疼痛，這種情況在小孩子身上比較常見，也要用苦味的藥來治，比如黃連。火生土。苦味屬火，而脾胃屬土。苦為陰火，脾為陰土，所以苦味對脾有好處。尤其是苦溫的食物。脾怕濕，苦溫的東西正好可以燥濕。用火燒過的食物就會變苦溫，這種食物就能健脾、改善消化。有一個著名藥方叫做焦三仙，是把山楂、麥芽、神曲這三味藥炒焦後製成，治消化不良特別有效。還有焙過的雞內金、烤饅頭片、鍋巴等用火烤過的東西，都是苦味的，都有健脾助消化的作用。什麼人不能多吃苦味？胃液不足的人，例如萎縮性胃炎患者。沒有胃病的人，大吐大瀉之後，或者吃了過多的辛

辣食物，也有可能胃液不足，導致胃部虛火，使人感到胃裡隱約有火燒一樣的痛感，這種人常口乾舌燥，愛喝冰飲。胃液不足的人，要少吃苦味，因為苦為陰火，胃為陽土，苦味會抑制胃液的分泌，而胃喜潤惡燥，所以苦味的東西吃太多會敗胃口，傷胃津，甚至引起胃痛。如果遇到這樣的急性胃痛，馬上喝點糖水就能緩解。長期胃液不足的人，吃微甜味的食物就可以滋養胃液，比如銀耳羹或者麥冬粥，都是很好的選擇。火剋金，肺和大腸屬金。苦味入肺和大腸，起到瀉的作用，清熱降火。如果肺熱咳嗽，苦味可以止咳平喘，例如百合和苦杏仁等。苦味入大腸，能瀉大腸濕熱，緩解便秘，例如大黃。夏天屬火，人的心火也旺。這個季節是不是應該多吃苦味的東西呢？不是的。除了長夏之外，夏天反而不要多吃苦味，除非確實出現了心火上炎的症狀。 為什麼？夏季心火旺是正常的生理現象。夏天是生長的季節，心火就是要燒得旺一點，給身體多提供一些動力，才能促進新陳代謝。苦味是瀉的，透過瀉下的作用來降心火的，相當於釜底抽薪。正常的心火，就是心陽，是人體最寶貴的熱能來源，豈能隨便瀉？夏天如果害怕心火過盛，不要吃苦味，而是要吃一點酸味。為什麼？酸味平心火，不是靠瀉，而是靠補，補的是肝陰，肝陰足了，心陰就足，就不怕心火燒過頭，這相當於在鍋裡多加點水，這樣下面的火再大、水也不會燒乾了。什麼季節最適合吃苦味呢？是冬季。因為水剋火，冬季屬水，是最缺火的季節。冬天當養腎，吃點苦溫的東西，苦溫主堅，燥濕利水，有強壯腎臟的作用，例如羊肉就是苦溫的。苦溫又是陰火，不會灼傷腎陰。就像把捏好的泥人放在燒過的爐膛裡慢慢地烘乾，既不會燒焦，更不會變形，又能把泥人燒硬。良藥苦口利於病。但日常飲食中，苦味太重的東西，不可多吃。事實上我們每天所吃的食物，

單純苦味的也極少。也許只有咖啡和茶是個例外。咖啡和茶，也不是純粹苦味的，只是苦味相對比較重。為什麼可以天天喝呢？因為咖啡和茶是必須要沖泡的，喝的時候還加了大量的熱水，本身的用量很少。苦有燥濕的作用，加水一起喝就能避免傷津。苦還有清熱的作用，用熱水沖泡就減少了寒涼。明白了這個道理，你就掌握了喝咖啡和茶的學問。如果你陰虛火旺，體內缺水，就要少喝咖啡，更不要喝濃咖啡。如果你體質虛寒，就要少喝綠茶，更不要喝冰綠茶。單純苦味的東西不多，但我們每天吃的苦味可不少，大多數食物都帶有一點苦味。苦味最適合與別的味道摻和在一起，發揮協力作用。這不僅增強養生的功效，有了苦味打底，還更能凸現其他味道的香濃。

少吃鹹，能延年

鹹味是至陰之味，越是鹹的東西，陰性越強。而養生講究的是陰陽平衡，所以鹹味宜少不宜多，是五味中最應當謹慎食用的一味。

五味中的鹹味實際上是指鹹味和鮮味兩種味道，所以鹹味食品不一定都是口味鹹的，也包括所有鮮味的東西。像黑豆、黃豆、豬肉、螃蟹並不鹹，也歸屬於鹹味食品一類。味精、雞精也是鹹味食品。海鮮大多都是鹹味食物，如紫菜、海帶、海參、海蜇、蛤蜊、墨魚等。血是鹹味的，凡是動物的血都是鹹味食品，比如豬血，雞血、鴨血、鹿血等。鹹屬水，水為至陰之物，鹹也是至陰之味，所以它與水的陰氣相通，可以滋養人體的水液，通泄大小便，還能軟堅散結，也就是軟化和消散體內的結節和腫塊。五臟六腑中腎和膀胱屬水，所以鹹為腎和膀胱之正味。鹹入腎，其中鮮味重的食物補腎陰，鹹味重的食物耗腎精。為什麼有這麼大的區別呢？ 鮮味重的東西，含有大量的蛋白質和氨基酸，這些營養是人體血液和體液的來源，所以鮮味能養血養陰。陰虛的人，體內虛火旺，常感覺手心腳心發熱、心煩、口乾，就可以吃些海鮮，例如墨魚乾、海蜇來補一補，陰液足了，就不會產生虛火。鹹味重的東西，含有大量的鹽分。鹽是一把雙刃劍，凡是有生命的物體都離不開鹽，生命的活動，全賴精氣維持，人體的精氣藏於腎中，必須要鹽來把它調動出來，才能轉化為生命的動力。凡是入腎臟的藥，古代都講究要用淡鹽水送服，引藥入經才能提高療效。比如著名的中成藥六味地黃丸，不用淡鹽水來送服，效果就大打折扣。人

每天都需要一點鹽，才能確保能量來源。越是需要體力的活動，越需要調動腎精。古時農村的重勞力就吃得很鹹，不吃鹹便覺得渾身沒勁。可是如果鹽吃太多，調動的腎精過多，等於寅吃卯糧，提前透支人體的元氣，人就會早衰，甚至得慢性病。現在許多老年人有高血壓、糖尿病、冠心病，跟他們年輕時候營養不良、又吃得過鹹都有關係。鹹入膀胱，膀胱屬陽，而鹹味屬陰，陰陽相反，起瀉的作用。膀胱經是人體最大的排毒通道。鹹味能軟堅散結，實際上就是排毒。一般消除腫瘤，會用鹹味的藥物來軟化硬塊。鹹味能瀉下通便，還有排毒的作用。有的人腸道積熱，大便堅硬乾燥得如同石頭，幾天解不出來，十分痛苦。中醫在藥方裡加上鹹味的芒硝，一劑就能見效。如果是小孩，症狀比較輕的，喝些鹽水也管用。最簡單的例子，就是吃了不潔之物，可以用大約 15 克鹽拌入兩杯溫水，攪拌兩分鐘等鹽充分溶解以後，一次喝下，讓鹽水清洗腸胃，透過大便把毒素排出體外。對於產生噁心症狀的人，鹽水還有催吐的作用。鹹味屬水，苦味屬火，按五行來說，鹹味可以克制苦味。涼拌苦瓜用鹽先醃一下，就不太苦了。水克火，心屬火。鹹味吃多了對心臟特別不好，容易得心血管疾病，老年人一定不要多吃鹹。心與大腦相通，所以鹹味吃多了影響智力、記憶力，小孩子大腦正在發育中，更要吃得淡一些才好，一年四季都不能多吃鹹的。冬季屬水，水剋火，人的心氣最弱。這個季節尤其要少吃鹹味，才能保護心臟功能。鹹味食品中，特別要注意鹽和味精，這兩樣是鹹味中的極端，陰中之陰。現在人普遍陽虛，能少吃一點鹽和味精就少吃一點。鮮味的食物，相對陰性要弱一些，有滋陰補血的作用，像海鮮，可以適當地吃一些，但也絕不能常吃，否則容易得痛風。

第3章

應景應時，應心應身——
跟著節令去進補

韭菜芹菜，升陽寬心——
今朝立春添一歲，不是人間偏我老

　　立春的時候，生意清淡了，應酬少了，也許正是上天給我們一個回歸家庭的機會，讓我們有更多的時間從容地與家人圍爐夜話，討論明天的早餐，學會從一碗家常便飯中品嚐出幸福的味道。

　　春到人間，草木先知。這個時候發出的野菜嫩芽，既積蓄了整個冬天的能量，又帶著立春一陽初生的活力，可以說是陰陽並濟，有推陳出新的功效，能幫助你化解腸胃殘留的濁熱，為你注入新的生命活力。中國的傳統，是到了立春，新的一年才正式開始。在南方習俗中，過了這一天，所有人都要加一歲。記得某年父親剛過冬就念叨著：「過了立春，我就算是七十歲的人了。」春天，我在心裡想的是要父親老當益壯，正像陸遊寫的四句詩：「春盤春酒年年好，試戴銀判醉倒。今朝一歲大家添，不是人間偏我老。」 每一年，隨著寒冬遠去，每個人都添了一歲，也添了更多的人生智慧。春天來了，春氣主升，萬物生長，人的情緒也應該隨之高漲起來。儘管年齡和各種壓力俱增，但日子總是要過，飯總是要吃；高興也是一天，不高興也是一天，不如多想想高興的事，也把每天的飯都吃得有滋有味。人生的每一天都不可複製。過去已經覆水難收，將來尚不可知，何必讓過去的不良情緒影響到現在呢？人之所以比別的動物高級，也許就在於對著同一種食物，可以吃出不同的味道。心情，是比什麼都有效的調味料。外在的事物不是我們想改變就能改變的，但是內在的心情可以調整，而春天

升發的陽氣正好可以助我們一臂之力。立春該吃什麼呢？蘿蔔、韭菜、芹菜，還有春餅……人生大部分的快樂，也許就來自於這些日常的瑣事，一點小小的講究和用心，更能使它加倍。如果你住在南方，那就更有口福了。去市場買點新生的野菜吧，能去野外採更好。如果你和我一樣，住在北方，那就找找蘿蔔，看看上面是不是長著新鮮的蘿蔔纓，這也是「秉冬氣得春陽而生」的好東西，千萬別把它當廢物給扔了。把它掰下來，切碎，用鹽醃一下，再加乾辣椒和花椒拌炒，立春的早餐就多了一樣下粥的小菜，吃了它，你一定會感到神清氣爽。其實立春可以吃的東西還有很多，我可以開一個長長的單子，但這並不重要。即使你沒有準備這些，也不必遺憾。只要你帶上了最好的心情，吃什麼不是補藥呢？

天賜薺菜，寒熱通殺——
三月三，尋藥踏青採嫩芽

暮春三月，在山清水秀之地，踏青賞花，吸取天地之靈氣，再採摘一些薺菜烹調而食，既可袪春寒，防春季流行病，又可降胃腸之火，利濕健脾，通小便。在明媚的春光裡，吃天賜美食，快和家人好好享受一下這愜意而健康的生活吧。

平常吃的薺菜，只採嫩芽。入藥用的薺菜，就得用全株，一定要連根一起採摘，因為根部的藥性更強。整株採回家晾乾，就可以用一整年了。放一些在廚房的灶臺上，還可以驅螞蟻。需要調理身體的時候，取幾株，用開水煮七八分鐘，就可以喝湯了。或者用乾品來泡茶喝，也是可以的。北方的春天來得晚，不知不覺就要到農曆三月初三。時間永遠跑在我們的前面，感覺春天才剛開了個頭，其實時令已開始進入暮春。暮春三月，江南草長，雜花生樹，群鶯亂飛。這種時候我最懷念的是南方，遙念千里之外的家人和朋友，這幾天，想必他們都在某個山青水秀處踏青賞花吧，也許順便還會採些薺菜帶回家。三月三吃薺菜，這個風俗古已有之。這一天在古代是上巳節，人們會去水邊洗浴、春遊，還有男女相會、對歌，很生活化的節日。當然也離不了吃。吃什麼呢？吃上巳菜。如今，上巳節已經很少有人知道了，但很多地方的人還是會在這一天吃上巳菜，也就是薺菜。薺菜可能是我們最熟悉的一種野菜了。上海著名的菜肉餛飩，裡面放的就是薺菜。沒吃過薺菜的人，也會記得辛棄疾那兩句詞：「城中桃李愁風雨，春在溪頭薺菜花。」我媽媽年輕時候借用這個典故，寫過一首謎語詩：

尋藥踏青採嫩芽，能蔬可牧利農家。

溪頭翠葉春花白，羨煞城中桃李花。

開頭第一句說尋藥，沒錯，薺菜不僅是一種野菜，也是一味草藥。

三月三吃薺菜，預防春季流行病

薺菜入藥，最大的作用是祛陳寒的功效特別強，而藥性又十分平和。三月三吃薺菜，就是為了祛除冬天積存的寒氣。《黃帝內經》云：「冬傷於寒，春必病溫。」冬天受了凍，如果沒有及時化解，寒氣會深入體內潛伏下來。到了春天，陽氣升發，這些潛伏的寒氣發作起來，寒極生熱，就會引起流感發燒，這也是春天特別容易產生各種流行病的原因。因此，為了防止冬季的伏寒鬱積化熱，在春天不能用大辛大熱的藥物，而是要用薺菜來預防春天的「溫病」。薺菜是平性的。它的特別之處在於，它既能祛陳寒，又能祛血熱，使得伏寒無法化為內火，維持人體的寒熱平衡。

產婦喝薺菜水，預防月子病

薺菜祛陳寒的特殊功效，對於產婦尤其有用。有經驗的人都知道，產婦在月子裡如果發燒了，是很麻煩的事情，不僅影響到哺乳，而且特別不利於產後恢復，稍有點不注意就會得到月子病，長期受罪。 一位讀者朋友的親身經歷就是一個典型的病例。她原本是個體質健壯的人，生完孩子後，家裡長輩不在身邊，照顧她的人沒有經驗，致使她發了四次燒。他們還為她蓋上兩床大棉被，想以出汗來退燒。產後本來身子就虛，再出幾身大汗，一折騰就更弱了。從那以後，她的身體就變差了，開始發胖，得了脂肪肝，還惹了一身毛病，後背發涼，到

冬天必須把棉墊背在後背上。最嚴重的是膝蓋，一年四季總是涼得像冰塊一樣，夏天都要穿厚褲子。多少年來，她四處求醫問藥也治不好，十分痛苦。產婦的身體比較弱，起居飲食稍有不慎，體內的陳寒就容易發作，化為內火，在局部產生炎症，甚至使人發起燒來。這位朋友連續發燒就是這個原因誘發的。照顧她的人用對付普通風寒感冒的方法，給她蓋被子捂汗，這是一個絕大的錯誤。中醫講「汗血同源」，汗就是血；產婦本來就失血過多，再出幾身大汗，身體再壯的人也受不了。如果在生完孩子後及時清除體內的陳寒，就可以避免這樣的事情發生了。怎麼做呢？喝一次薺菜水就可以了。用媽媽的話說，這樣可以「搜陳寒」，也就是把潛伏在體內經年日久的寒濕「搜」出來，並把它們排出體外，這樣就能預防月子病，幫助身體恢復。具體做法是這樣的：在坐月子的時候，用薺菜煎水喝，連菜一起吃掉，效果最好。要用全株的薺菜，就是帶著根的那種。如果是新鮮的薺菜，差不多要用一斤，曬乾的則二三兩就夠了。等鍋裡水燒開，整株放下去煮，新鮮的煮兩分鐘，乾品煮七八分鐘就好了。

這個方法適用於所有的產婦。在月子裡喝過薺菜水，就不容易發燒了，還可以預防得月子病。記住只要吃一次就好，不要多吃。

養生薺菜湯

薺菜的一大好處就是它的藥性非常平和，既不偏寒也不過熱，能祛寒，卻又不會引起內火；能祛熱，卻又不會導致寒涼傷身。可謂寒熱通殺。前面說過了祛寒，再介紹一下薺菜祛熱的功效。薺菜入胃經，可以降胃火，又不苦寒傷胃；它入小腸經，可以清小腸火，調理小便不利；它入脾經，可以利濕健脾。 薺菜還能止血，對各種出血症都有

一定的效果。容易流鼻血的，或是牙齦經常出血的人，平時可以多吃點薺菜。薺菜的藥性平和到連不滿週歲的小嬰兒也可以用。嬰兒如果脹氣或消化不良，用帶籽的老薺菜煮水喝就能調好，而且長大以後還不容易得胃病。老年人吃薺菜也很好，可以降血壓，通利小便，還能預防白內障。對於普通人來說，春天吃點薺菜是最好的，可以預防各種流行病，還可以緩解春天容易出現的過敏症狀。薺菜是最好吃的野菜之一，沒有一般野菜的苦澀味，怎麼做都可以。涼拌也行，清炒也行，做成餛飩、包子更香。媽媽推薦了一個最簡單的做法，就是用薺菜燒湯。

材料：薺菜、水、油與鹽適量
作法：把薺菜切成兩釐米左右的小段，水燒開後下油和鹽，放入薺菜煮一分鐘即成。

薺菜本身就很鮮，用白水煮就能充分領略它的清香味。它是「菜中之甘草」，所以也可以隨意地跟各種湯料搭配，你想往湯裡放什麼都可以，不管是菜還是肉都沒問題。最好是配雞蛋和紫菜，紫、黃、綠搭配好看又好吃。記得不要放醬油，否則奪去了薺菜的鮮味，湯色也不好看。

為什麼要在三月三採摘薺菜

薺菜在南方四季都有。如果當菜吃，不論什麼時候採摘都可以；但是入藥的話，就屬農曆三月初生長的薺菜藥性最好。採藥採藥，採的就是天地之靈氣，所以不管哪一種草藥，都講究採摘時間。三月初的薺菜，開春發出來的第一批嫩苗剛剛成熟，儲存了整個冬季的能量，

而且初春天氣還比較寒冷，生長慢，所以藥用價值最高。以後再發出來的就長得快了，藥用價值也就下降了。

腸道健康的保護神──馬齒莧

上天賜予我們好東西，但是我們卻不珍惜。比如馬齒莧，田間地頭隨處可見，但真正知道它保健作用的人卻不多。春天去郊外踏青，採上一大把做成拌涼菜吃，既可以降肝火、清心火，又可以清腸熱，解毒，調理便秘，驅除宿便，把它們獻給爸媽打牙祭，讓雙親腸道通暢胃口好，爸媽該多開心呀？

五行俱全的「長壽菜」

小時候春天去郊外踏青，最高興的事就是可以採一些野菜回來嘗鮮。薺菜、香艾、馬齒莧都是記憶中的美味。其中，吃得最多的是馬齒莧，因為它到處都是，一採就是一大把。後來我發現，馬齒莧在全國各地到處都有，不論南方北方，隨便找個花園或者田間地頭都能採到。它長得不高，大約三十公分左右，而且大部分是趴在地上的。馬齒莧的葉子小而圓，莖色紅，圓圓的，肉質肥厚，夏天開黃色的小花，很好認。新鮮馬齒莧的口感脆嫩，吃起來象莧菜一樣滑滑的，略有些酸味。作為蔬菜來說，馬齒莧的味道不算特別好，但是它的營養價值卻相當高；性寒涼，能夠清除心、肝、肺和大腸之熱。歷代的本草書中對馬齒莧是這麼描述的：「馬齒莧，又名五行草，以其葉青，梗赤，花黃，根白，子黑也。」馬齒莧能得造化之青睞，把五行都占全了，它的作用自然不可小看。

馬齒莧可明目、降血脂、使白髮轉青

馬齒莧入肝經，可以涼血、降肝火。有的人熬夜後眼睛會發紅，

這是肝火上炎的表現，吃點馬齒莧就可以改善。有些人年紀輕輕就長白頭髮，並不是腎虛或是未老先衰，這種白髮是血熱，是由於肝火太盛，上沖頭頂引起的。對付少年白頭，吃補腎藥的療效還不如多吃馬齒莧來得直接。馬齒莧又有別名叫長壽菜，這要歸功於它的保肝作用。前些年美國人的研究也證實了這一點，他們發現，在所有的植物中，馬齒莧的 Omega-3 脂肪酸含量最高，可以與海魚相媲美。Omega-3 脂肪酸是對於人體非常重要的脂肪酸，它可以降低膽固醇和三酸甘油酯，預防心血管疾病。從中醫角度來說，這些作用實際上就是促進肝臟的功能，使脂肪得到正常的分解代謝。

🌿 馬齒莧可調理皮膚病

馬齒莧入心經，可以清心火。入肺經，可以散肺熱。《黃帝內經》說：「諸痛癢瘡，皆屬於心。」而肺主皮毛，就是說各種癰腫、潰瘍、濕癬，都跟心火和肺熱有關。馬齒莧既清心火，又散肺熱，它的排毒功效既走血分，又走皮膚，內外兼治，所以對於上面所說的皮膚問題都有療效。調理皮膚病，可以內服和外敷雙管齊下，把新鮮的馬齒莧搗爛敷在患處，或者用乾品煮水來泡澡，都是很不錯的方法。

🌿 馬齒莧是腸道的清潔劑，是各種腸道病的首選良藥

馬齒莧最大的功效，是調理大腸經的疾病。它既能解毒，又能消炎，還能祛熱，基本上屬於熱症的腸道病都可以被它通調。哪些腸道病屬於熱症呢？像痔瘡出血、細菌性痢疾、腸道息肉、實熱便秘這些都是。簡單地說，大部分的腸道病都屬於這個範疇，受寒引起的腹瀉和脾虛引起的長期大便稀溏除外。馬齒莧對於急性的腸道病效果更是

顯著，尤其是調理細菌性腸炎和細菌性痢疾的效果非常好。這裡，我告訴大家一個簡易的食療方：

> 作法：水燒開，下新鮮的馬齒莧焯兩分鐘，撈出來過涼水，拌一點蒜泥和香油，即成涼拌菜。

焯過馬齒莧的水可以加白糖服用。要注意一點：只能放白糖，不能放紅糖。在這個食療方中，馬齒莧的作用是殺菌、促進腸道蠕動、把毒排出來。因此吃過後拉肚子的症狀會暫時加重，這不用擔心，但要注意：如果是單純受涼造成的一般性腹瀉，就不要這樣吃。 為什麼放白糖呢？因為白糖也有清熱解毒的作用，同時中醫講究「酸甘化陰」，酸味的馬齒莧加上甜味的白糖可以達到滋生體液的作用，可以緩解拉肚子造成的脫水症狀。為什麼不用紅糖？因為紅糖是溫性的，與調理的方向背道而馳。別看這個食療方很簡單，在缺乏抗生素的年代，我的外曾祖父就靠這個簡單的食療方治好了很多患痢疾的病人呢！那個時候衛生條件差，越是窮人家越容易得痢疾，而當時得痢疾可是能要人命的疾病。怎麼預防腸道傳染病？把馬齒莧當菜吃就行了。可以用上面的方法焯熟後，涼拌吃，也可以炒著吃，嫩芽還可以生拌著吃。但馬齒莧性寒涼滑利，剛開始吃一定要少量，逐漸適應了才能多吃。

有三種人要避免吃馬齒莧：

一、腹部受寒引起腹瀉的人

二、孕婦。因為馬齒莧是滑利的，有滑胎的作用

三、如果你在吃中藥，而藥方裡有鱉甲，要注意馬齒莧與鱉甲相剋，不要同服。

神奇魚腥草，天然消炎藥

飲食是一種習慣，剛開始沒興趣的食物，接觸之後感受到它的好，我們就再也不能自拔了。魚腥草就是這樣，多少人因其味道望而止步，但又有多少人因其功效而離不開它。總之，為了健康嘗嘗魚腥草，總比吃藥給自己身體添負擔來得好。

十九年間膽厭嘗，盤饈野味當含香。
春風又長新芽甲，好擷青青薦越王。

這是王十朋的一首〈詠蕺〉詩。詩中詠的蕺菜，就是中藥裡的魚腥草，南方一些地區把它叫做折耳根。涼拌折耳根，脆嫩鮮香，一到夏天，我就開始懷念起這道風味獨特的美食了。魚腥草是中藥名，它原來是一種野菜。歷史上，有一個人吃魚腥草吃出了一個千古流傳的故事，這個人就是鼎鼎大名的越王勾踐，他帶領越國人打敗吳王夫差的故事一直為後人所稱道。在這個故事中，勾踐奮發圖強的一系列事蹟，除了臥薪、嘗膽之外，還包括採蕺食蕺。至今在越國的古都紹興，還有一座蕺山，就是當年勾踐採蕺菜的所在。上面王十朋的詩，詠的正是這個典故。看南宋人寫的詩，還提到越女採蕺到市場上販賣，且「論價不止金與玉」，可見當時江浙一帶的人還很熱衷於吃蕺菜。可惜這個傳統好像沒有在那邊保留下來，現在反而是西南地區的人吃得比較多，而且廣泛種植，由野菜演變成餐桌上常見的一道蔬菜了。 在北京，偶爾也能在超市或菜市見到魚腥草。由於南方人愛吃，供不應求，價格還頗為昂貴呢。它確實是好東西。夏季餐桌上常備一盤涼拌

折耳根，開胃解暑，還能保健祛病，真是一舉兩得。

❧ 植物抗生素，各種炎症都能消

作為中藥的魚腥草，更為人所熟知。魚腥草是天然而又安全的抗生素，能夠清熱、消炎、抗病毒。魚腥草作為植物抗生素，最難得的是它的藥性可以通達人體的上中下三焦。上至咽炎、肺炎，下至尿道炎、陰道炎、腎炎，外至皮膚上的炎症和皰疹，都有效果。有時候，炎症發生在體內人可能意識不到，如果到醫院做血液檢查，有白血球升高現象，那就是發炎了。這時候，即使搞不清楚是哪裡發炎，馬上用魚腥草來調理，保證很快就能見效。對於各種細菌、病毒引起的感染，如風熱感冒、流感、泌尿系統感染、生殖系統感染等，魚腥草都是它們的剋星。炎症就中醫來說，是身體濕熱程度比較嚴重的表現。因此，不一定要等到血液發生指標變化，只要你感覺體內有濕熱，馬上吃點魚腥草就可以幫助你祛除。魚腥草消炎抗感染的作用到底有多神奇呢？舉幾個小例子吧。

1. 魚腥草湯調理黃疸型肝炎

每天用三斤新鮮的魚腥草煎成濃濃的湯，代茶頻飲，可以調理黃疸型肝炎。各種肝炎都可能引起黃疸。黃疸是身體有嚴重濕熱的表現。魚腥草可以消炎，徹底祛除身體的濕熱。肝炎病毒沒有了賴以滋生的溫床，自然就不能作怪了。早在二十多年前，我的小姨調理好的一個病人，到現在還沒有復發過。那是一位青年男子，得了黃疸型肝炎，當時，小姨給他的調理方就是這一味：魚腥草。這個人每天持續在家用魚腥草煮湯喝，過了一段時間，病就緩解了。

2. 癮君子一定要每天喝魚腥草茶

如果你明知吸菸的危害，但就是戒不了菸，那麼你至少可以為自己的健康做一件事：多喝魚腥草茶。魚腥草是特別適合癮君子的食物，它能清肺熱，解菸毒。準備一些曬乾的魚腥草，每天取一點來泡水喝，能減輕抽菸對你的損害，預防慢性咽炎、氣管炎甚至肺癌。不要嫌麻煩，這個小小的習慣會為你將來的健康帶來莫大的好處。魚腥草還有幫助戒菸的作用。想戒菸的人，每天喝點濃濃的魚腥草茶，就不會那麼想抽菸了。

❧ 魚腥草水退燒

魚腥草可以調理上呼吸道感染，能退燒，又能止咳。風熱感冒和流感就屬於上呼吸道感染，典型症狀是發燒和喉嚨痛，甚至引起肺炎和水腫。有的人還會持續咳嗽兩三個星期。在風熱感冒初起的時候，馬上喝一些魚腥草水消炎，有退燒的作用。這一招對於老人和小孩特別實用，因為一般的退燒藥和抗生素藥對於老人和小孩來說，副作用比較強。而魚腥草是食物，性質平和，非常安全。有一位七十多歲的老先生，夏天吃過晚飯後突然發燒到 38℃。他並沒有什麼別的症狀，只是喉嚨有些難受，這是單純的熱傷風。讓他用魚腥草煮水，只喝了一次，當晚就退燒了，第二天起來就沒事了。老年人是不容易發燒的，一發燒可不是小事，不好好處理的話容易引起併發症。像上面這個例子，如果不是及時用魚腥草消炎，即使沒有引起併發症，過幾天燒退了，也不免要咳上一兩個星期。

❧❧ 魚腥草水調理感冒後遺症有奇效

　　不僅是老年人，年輕人得了流感，往往也拖上好長一段時間不能斷根，咳嗽不止，很難過。這是身體內的濕熱餘毒沒有清除的關係，也就是炎症未消。 一對年輕情侶，春節回南方老家過年，雙雙發燒感冒，打了好幾天點滴。回北京半個月，男孩仍然咳嗽不止，而女孩咳嗽的症狀雖然輕些，卻總沒有胃口，有時還胃痛。

　　我對他們說：「南方濕氣重，你們在那邊感受了濕氣，這是外濕。過年你們肯定少不了大吃大喝，消化不良又脹氣，這是內濕。內外濕氣一夾攻，哪能不生病。雖然用抗生素勉強把燒給退了，病因並沒有祛除。時間一長，濕氣又轉化為濕熱，引起炎症。你身體好些，炎症主要表現在呼吸系統，所以咳不停。而妳身體弱些，不僅呼吸系統有問題，消化系統也出現了炎症，所以胃不舒服。而且，也許妳自己沒意識到，那個濕氣很可能已經侵入妳的下焦了。」 經我一提醒，女孩馬上想起，剛得感冒時覺得腰部下方的八穴發緊，非常難過，用熱水泡腳泡到全身發熱後，突然感覺一股熱氣上沖，把這個穴位衝開了，這才感覺輕鬆了。我說：「濕氣侵入人體往往是跟寒氣一起，你及時泡腳把寒氣祛散了，這很好，但濕氣並沒有清除。現在我說的緩解你們倆感冒的方法，也能順便幫你祛除下焦的濕氣。這個濕氣對你的脾和腎都有影響。我相信你現在有些便秘，但是排出來的大便卻並不乾，而是有些稀軟。」 女孩連連點頭，說：「正是如此。」 我問她：「你們是南方人，吃得慣魚腥草嗎？」她給了一個誇張的驚恐表情，笑答：「這個我們可實在吃不了。」 我說：「那就用乾品煮水吧，那個沒有什麼味道的。」便讓她去藥店買些乾的魚腥草，回來以後煮水當茶喝。喝兩三天後如果咳嗽好了，胃也舒服了，繼續喝上兩個星期，就可以

徹底清除體內的濕熱，尤其是下焦。一些婦科的小炎症也會消失不見。第二天，女孩興奮地打電話給我，說：「我們要好好地謝謝你！魚腥草水效果真好。喝完以後一開始肚子脹脹的，去了幾次廁所，感覺身體真的好舒服。」兩週後，再次見到這個女孩，她的氣色跟第一次見面時完全不同了！上次那種暗黃的臉色消失了，露出了姣好白皙的本來面目。這說明她體內的濕氣都清除掉了。女孩向我請教：「我買了新鮮的魚腥草，應該怎麼做菜吃？」我笑問：「你不是說吃不慣嗎？」她認真地回答：「為了身體啊！吃這個總比吃藥好！」這樣的心態值得讚賞，當我們可以用飲食解決問題，又何必用藥來增加身體的負擔呢！

魚腥草的食療方法

魚腥草消炎抗感染的作用，現代醫學界也早就認識到了，還開發了一個大名鼎鼎的魚腥草注射液，曾經作為中藥的抗生素，被廣泛地使用。遺憾的是，這種魚腥草注射液品質不太穩定，常有過敏的案例。但這並非魚腥草本身之過。研究製藥技術的家人告訴我，這是製藥過程中精煉技術不當所造成的，魚腥草完全是無辜的。對於崇尚自然的我來說，大自然創造魚腥草這道藥食同源的美物時，並沒想到我們非要用現代的方法去改造它，將它變成冷冰冰的藥水，用使人痛苦的方式注入人體的血管中。我們還是順應自然，盡可能地善用食療吧，在料理各種症狀的同時又能品嘗美味，不辜負自然的恩賜。

魚腥草茶

吃魚腥草，最簡單的方法是用它煎水代茶喝。吃不慣新鮮魚腥草

的人，或者是沒有鮮品只能用乾品的情況下，也可以這樣使用。注意不要像熬製其他中藥那樣長時間地煮魚腥草。乾品魚腥草一經久煮，抗炎成分就揮發掉了。該怎麼煮呢？

> 作法：抓一把魚腥草放入半鍋冷水，水量稍微蓋過魚腥草就可以，大火煮開後等兩分鐘，關火，把藥湯濾出來就可以喝了。

留下煮過的魚腥草，下次喝的時候還可以加水，用同樣的方法再煮一次，再喝。一共可以煮三次，正好夠一天的量；也可以連續煮三次，把三次的藥湯混合在一起，效果更好。不能煮茶的時候，例如上班時，也可以直接拿乾品魚腥草泡茶喝。多用一點魚腥草，沖入沸水，多泡一會，也有效果。

🍃 魚腥草美食

如果你能接受新鮮魚腥草的氣味，那就最好用鮮品。新鮮的魚腥草含有的有效成分是最多的，比乾品要好，而且魚腥草的食療方法很簡單。調理各種細菌、病毒感染，如風熱感冒、皰疹、泌尿系統感染等，一定要生吃魚腥草，涼拌就可以了。預防風熱感冒，可以將魚腥草炒著吃。這種吃法較為溫和，也適合體弱的人日常食用。產婦在月子裡第一次吃雞的時候，一定要放些魚腥草，可以預防產後風。順帶一提，魚腥草也可以外用調理疔瘡。當疔瘡熟透但沒破、膿出不來、向內擴散的時候，可以將鮮魚腥草搗碎外敷在周圍，留出中間瘡口。魚腥草有追毒的作用，很快會把膿給逼出來。一般人平時把魚腥草當蔬菜吃的保健也很好。最常見的吃法是涼拌，這種吃法適合大多數人。

魚腥草性寒涼，老人和體弱的人可以拿來與雞同燉，放點香油，還有潤心的作用，對於緩解夏季心神煩躁很有幫助。多數人吃魚腥草都只吃白色的根，其實魚腥草的嫩莖和葉都可以吃，味道也很不錯。作為蔬菜的魚腥草是相對比較小眾的，有點類似於蔬菜中的「臭豆腐」。它的氣味濃郁，常吃它的人能感覺到一種獨特的藥香，而沒吃過它的人則認為是腥味而無法下嚥。沒吃過魚腥草的人，一開始都不能接受魚腥草的味道。其實，飲食是一種習慣，是可以培養的。試著吃幾次，體驗到它的好處後，你就會離不開它。可以先試著吃魚腥草的莖和葉，這比根的氣味要稍淡一些。生吃不習慣的人，也可以先炒或燉湯。凡是經我推薦後親身體驗過魚腥草功效的人，沒有不愛上它的。有的人一開始連聞著味道都受不了，現在可是吃得上癮了呢。

身體有邪，可求艾蒿

悶熱的五月，採些艾蒿掛在屋裡，在滿屋彌散的輕煙中，過一個有艾陪伴的端午節，接下來的夏天你會過得更舒服。

端午節，好多人會去山裡或野外玩，如果見到了艾蒿，別忘了一定要採點回來。端午節採艾蒿是中國傳統的民俗，民間說法認為把採回來的艾蒿和菖蒲掛在門口能避邪。其實，是因為端午時快要進入炎夏了，各種蚊蟲、細菌和病毒開始肆虐，這時候把藥草掛在門口，借助它們所發出的芳香之氣，使蚊蟲和病邪避而遠之。而且，五月初的艾蒿已經長成了，正是採摘的好季節，掛起來晾乾以後就可以做藥。端午前後採的艾蒿，藥性最好。採回來以後，不要馬上用，新鮮的艾蒿是有一點微毒的。應該把它晾乾，收藏起來隔年再用。可以直接把艾蒿掛在廚房裡晾乾，讓艾蒿的香氣自然揮發，兼收植物香薰的作用，還能驅蟲蠅和淨化空氣。我真的很懷念新鮮艾葉的香氣。從前我媽媽年年都會採艾蒿，那時候這東西很多，但這些年越來越少見了。我在北京很少見到野生的艾蒿，只有一次在妙峰山採到過。可能因為市場的需要，商人不加節制地採摘艾蒿，才使得它現在芳蹤難覓了。如果實在採不到艾蒿，就去藥店買點艾條回來。點燃了，在屋子裡到處熏一熏，殺殺病菌，順便驅趕一下躲在角落裡的蚊蟲。別嫌艾條的煙氣嗆人，它可是能幫你祛除病氣呢。

艾灸是引氣血下行的捷徑

艾蒿是中醫傳統的灸法所用的艾條和艾炷的原料。做艾灸要用好

幾年的陳艾才好，新鮮的艾火氣太大，是不能用的。為什麼中醫選擇艾蒿作為傳統灸法的原料呢？因為艾性溫熱，遇火之後熱性倍增，能通十二經絡。艾的熱性可以直達血脈，促使氣血流動起來，打通經絡的淤阻，特別是可以把人體的氣血往下引，溫暖下焦。人在年輕的時候下焦的氣血是很充足的，所以小孩子光著腳也不怕冷。年紀大了就不行了，氣血下不去，不能滋養下焦。下焦氣血不足，在體表表現為腳冷、膝蓋發涼、後腰冷痛，在體內則表現為二便不利、月經不調以及生殖功能衰退等現象，一言以蔽之，就是腎虛了。人體下焦為腎所主，下焦氣血充足，才可以滋養腎系統。腎為人之本，如果腎系統可以開足馬力工作，什麼病都能迎刃而解。這就是艾灸的保健原理。艾灸的作用太多了。按古人的說法，是「無一症不可治」。調理疾病、保健身體，都可以用到艾灸。如果要把艾灸的作用詳細列舉，恐怕好幾本書都裝不下。一般人不需要記住那麼多，只要記住三點原則就好：

一、灸下不灸上。艾灸是引氣血下行的，所以做保健的時候，一般灸下半身的穴位。頭部、面部一般是不灸的。

二、灸老不灸少。小孩下焦氣血旺，而且往往火力壯，沒事別灸。老年人就可以經常做艾灸。

三、灸寒不灸熱。陰虛火旺的人不要做艾灸，否則越灸越上火。

艾蒿泡澡祛除下焦濕寒

有的人覺得在家裡做艾灸不太方便，那你可以試試用艾蒿泡澡，同樣可以溫暖氣血，特別是對於祛除下焦的濕寒很有效果。艾是純陽之藥，它的藥性專入人體的足三陰，即肝經、脾經和腎經，這三條經絡都走人體的下肢。艾的藥性可以祛除足三陰經的一切濕寒。《黃帝

內經》說：「傷於濕者，下先受之。」濕就是水，水往低處流。所以濕氣常常蘊積在人體的下半部分。這一部分主要是管人體生殖和排泄的。凡是在這兩方面有長期慢性病的人，大多數身上都有濕氣。濕氣是一種很頑固的病邪，許多疑難雜症都是因它而起。比如說，濕疹反覆發作、慢性腎炎、類風濕關節炎、痛風病、輸卵管堵塞導致不孕等，有這些症狀的人下焦一定有濕氣。如果體內有寒，寒和濕一結合，對下焦的傷害更大，尤其傷腎。生子後得產後風、關節痛，就是下焦有寒濕的典型表現。有以上這些症狀的人，經常用艾蒿泡澡作為輔助治療，對於治病會很有幫助的。方法非常簡單：取一大把晾乾的陳艾，沖洗乾淨，加水煮，水開後再煮五分鐘。趁熱把水倒出來，待溫度適中時泡澡。只要腰以下部位泡到就可以了，水位最高不要超過心臟的位置。最好是用一個大木桶來泡，這樣可以在泡澡的同時進行薰蒸，效果更明顯。記住：如果泡的時候出汗比較多，泡過後一定要多喝些溫水。如果不適合泡澡，用艾蒿水泡腳也有一定效果。身體沒有明顯病痛，但是手腳冰冷、膝蓋發涼的人，沒事用艾蒿水泡泡腳，就會感覺好很多。

求子心切？艾葉湯來幫忙

也許有的人不知道，艾不只可以外用，也可以內服。艾的藥性主要作用於人體的血脈。艾灸能引氣血下行，而用艾葉內服則能引氣血上行，因此艾葉入藥，既能暖血，又能止血。

女性以血為本，所以艾是女性的好朋友。女性子宮虛寒很容易導致懷孕困難，艾葉能暖宮促孕。求子心切的女性，平時在飲食裡加些艾葉，就會有很好的效果。可以用半兩艾葉，加水煮開後，再煮五分

鐘，然後用這個水來煮粥，放些紅糖，對於子宮虛寒的人會很有幫助。艾葉也能止血安胎。孕婦有先兆流產跡象，或是有胎動不安現象的，可以用艾葉和阿膠煮湯來安胎。配方是這樣的：

材料：陳艾葉一兩，阿膠六錢。
作法：加水煮艾葉，水開後再煮十分鐘左右，濾出藥汁，把阿膠搗碎，放入藥汁裡煮化，起鍋後加一點紅糖即成。

這是一天的量，可以分兩三次喝完。連續喝一段時間，直到胎象平穩為止。這個湯既能止血又能補血，是很好的安胎補品。艾葉補陽，阿膠補陰，艾葉行氣，阿膠養血，陰陽氣血都補到了，準媽媽就可以安心地度過孕期了。

越苦越堅強——
專祛濕熱兩邪的苦蒿

苦蒿煎水的味道十分苦澀，一般人很難喝得下去。但我也知道，許多人為了減肥，其毅力是十分驚人的，別說味道苦不苦，就算損害身體健康也在所不惜。若是苦蒿因為這樣的原因而出了名，進而被不加節制地採摘，是好事，還是壞事呢？為了不誤人，也為了給後世的子孫留下些許踏青尋藥的樂趣，想想還是讓苦蒿繼續沉寂下去吧。

現在的很多朋友可能不太熟悉苦蒿。它是一種隨處可見的野草，聽說現在市場上還有人拿它當做艾蒿賣，這可太誤人了，因為苦蒿和艾蒿的作用區別很大。媽媽告訴過我區別艾蒿和苦蒿的方法：艾蒿比較矮小，長滿白色的絨毛，葉子直接長在主莖上，不分叉；而苦蒿是深綠色的，比較高大，能長到一米多高。兩者從外觀上還是很容易分辨的。苦蒿也是藥。但是它的性質與艾蒿不太一樣。艾蒿是熱性的，苦蒿是寒性的；艾蒿可以散寒，而苦蒿是清熱的。南方有些地方，端午節習慣用艾蒿來泡澡，說是洗了之後，在夏天就不會長痱子和疹子。其實，還有一種更好的選擇，那就是用苦蒿來泡澡。苦蒿和艾蒿一樣含有揮發油，二者都能夠清潔皮膚、祛除濕毒、殺蟲止癢，可以調理皮膚病，比如濕疹、疥癬、瘡瘍。但新鮮艾葉有刺激性，而新鮮苦蒿更平和，給小孩用效果更好。艾蒿和苦蒿祛濕氣的作用都很強，但寒熱截然相反，所以一定要分清楚：艾蒿祛濕寒，而苦蒿祛濕熱。熱盛為毒，苦蒿不僅可以祛除一般的熱，而且可以解熱毒。而且它既能入

裡，又能出表，不論熱毒是蘊積在皮膚還是已經深入血脈骨髓，苦蒿都可以將之逐出，因此，苦蒿調理小兒濕疹、過敏和長痱子的效果很好。小孩是陽性體質，皮膚有病往往是濕熱化毒所致，最適合用苦蒿。用法也很簡單，採一大把新鮮的苦蒿，加一鍋水煮，水開後煮五到十分鐘，然後連水帶葉子一起放入澡盆裡泡浴。泡的時候，用煮過的苦蒿葉子在患處擦洗。泡好後，不要用清水沖洗，直接用毛巾擦乾，可以讓藥性充分吸收。苦蒿煎水可以減肥，但也得看是否適合各人的體質。 前幾天，一位朋友問：「別人給我推薦一個現在流行的減肥偏方，是用苦蒿煎水喝，據說一個月能減好幾斤體重，我可以用嗎？」我說：「苦蒿是清熱毒的，如果不是內火非常重的人，每天喝這樣的寒涼藥，馬上就會傷胃。胃一傷，消化變差，短時間內人是可能會瘦的，但那不是健康的減肥，而是營養不良。」 苦蒿的確可以少量煎水當藥喝，有很強的降火和解毒作用，能緩解傳染病後期低燒不退、夜晚渾身燥熱等病症。但苦蒿內服，藥性劇烈，沒有諮詢醫生最好不要輕易使用。

常吃鹹鴨蛋，養陰降虛火——
端午的鹹鴨蛋賽蟹黃

在北京，生的鹹鴨蛋不容易買到。市場上賣的，幾乎都是煮熟的。賣的人說，煮熟是為了大量運輸方便，不容易破損。不過世界上什麼事都難不倒我爸。他在市場上找到了賣自家產的鴨蛋的農民，預付一點訂金，跟他預訂了新鮮的生鹹鴨蛋。農民有了固定的買主，我們也買到了生蛋，皆大歡喜。

每年一到端午，手機簡訊從早上開始接二連三都是朋友們發來的過節祝福。五花八門的祝福語，總離不開一個主題：吃粽子。端午節似乎成了粽子節。其實，粽子不應該是端午節的唯一主角。還有一樣同樣重要的端午節美食，就是鹹鴨蛋。粽子有清熱解暑的功效，可惜比較黏膩，多吃不易消化，尤其是小孩不宜多吃。而傳統民俗中，鹹鴨蛋卻是小孩過端午必吃之物。端午節吃的鹹鴨蛋，一般是用清明前後的鴨蛋醃製的。開春以後，鴨子吃的活食多。民諺說，清明螺，肥如鵝。鴨子吃了這些營養豐富的活食，產的蛋最飽滿，氣室特別小，營養最好。新鮮的鴨蛋有些腥味，經過鹽醃製，腥味去除了，而且營養更容易吸收。鴨蛋性寒涼，能清肺火。而鹽是至陰之物，經過鹽醃的鴨蛋，清火的效果更好。鹹味入腎，能充分發揮鴨蛋滋養腎陰的功效。吃點鹹鴨蛋，對小孩乳食過量引起胃脹、咳嗽和濕疹都有調理作用。對於大人來說，如果是陰虛火旺體質，比如說平時怕熱，常口渴，睡覺容易出汗的人，也適宜常吃鹹鴨蛋，能養陰，降虛火。一般體質的人，尤其是脾胃有些虛寒的人，可以換一種吃法，吃「賽蟹黃」。

我最喜歡這種吃法。賽蟹黃有幾種做法，我的做法是這樣的：

> 材料：生雞蛋兩個、生鹹鴨蛋一個
> 作法：將雞蛋及鹹蛋黃打散攪勻，放兩到三勺薑末，用普通炒蛋的方法炒熟，最後澆上一勺醋，翻炒幾下即可起鍋。

這道菜顏色有黃有白，香味濃郁，吃起來味道酷似蟹肉和蟹黃，在我家很受歡迎。這道菜中，鴨蛋和雞蛋寒熱平衡，薑和醋相得益彰，是一道適合夏天吃的美食。市場上買的鹹鴨蛋往往過鹹，不適宜老年人或小孩吃。如果買得到新鮮的鴨蛋，可以在家自己做。一般製作鹹鴨蛋是用鹽水泡，或是裹泥。這兩種方法適合大量生產，家庭採用比較麻煩。我從一位洞庭湖畔的村婦那裡學了一個傳統的方法，十分簡單，做多少都可以，而且便於儲存，推薦給大家：

> 材料：新鮮鴨蛋（未經洗滌），白酒一小碗，鹽一碟。
> 作法：將鴨蛋放進酒裡蘸濕，把蛋的兩端沾上鹽後，用乾淨的容器或者塑膠袋盛裝，放在陰涼的地方保存，兩週以後就可以食用了。

取新鮮的鴨蛋，不要用水洗，準備一小碗白酒，一碟鹽。先將鴨蛋放進酒裡蘸濕，然後把蛋的兩頭沾上鹽就成了。用乾淨的容器或者塑膠袋盛裝，放在陰涼的地方保存，兩週以後就可以食用了。如果放置的時間長一些，鹹味會更重一點。注意這個方法的要點是鴨蛋不能沾水，否則容易壞。如果蛋殼太髒可以用白酒輕輕擦一下再料理。

立夏開始喝薑茶，
三伏就喝黃芪粥

如果你像我一樣，從立夏開始就持續喝薑茶，那就完全可以放心地在三伏天喝黃芪粥。因為在前兩個月中，透過薑的發散作用，體內的病邪應該都散得差不多了。舊的不去，新的不來；此時濁氣已去，正有利於培養正氣，正氣一足，外邪自然不易入侵了。

一夏無病三分虛

三伏天是一年中最熱最難過的一個月，可也是防病養生的上佳時機。現在越來越多人懂得「冬病夏治」的道理，這幾年在三伏天貼敷穴位頗為流行。每年入伏的時候，各個中醫院擠滿了人，全是貼「三伏貼」的。除了貼穴位、拔罐等外治法，三伏天養生更需要注意的是適當進補。夏天本來就是生長的季節，人體新陳代謝最為旺盛，營養消耗量很大，需要好好補養。正所謂「春夏養陽」，以利於「秋收」和「冬藏」。然而夏天又是特別難調養的季節。天熱，人吃不好，睡不好，容易傷身；三伏天更是暑熱難耐。中醫認為暑熱最能耗傷人的正氣。氣溫高，人體大量出汗，體內的正氣也隨著汗水往外走。汗就是津液，出汗太多就會造成氣津兩虛。伏天雨水也多，濕氣影響脾胃運化，導致脾氣虛，消化功能減弱。此外，夏季心火旺又會剋肺，「一夏無病三分虛」就是這個道理。虛者補之，要匡扶人體的正氣，就一定要在三伏天進補。

🌱 黃芪補氣數第一

論補氣良藥，黃芪當屬第一。中氣不足的人，身體比較虛弱，一動就出汗，肺活量比較小，甚至內臟下垂，最適宜用黃芪進補。黃芪又稱小人參，它的作用與人參相似，都是補氣的。但人參是大補元氣，作用十分迅猛，一般的人不可輕易使用。而黃芪是補中氣，相對溫和，效果卻不遜色，而且比人參固表的作用更強，所以成為最常用的補氣藥。中醫講黃芪性溫，味甘，入脾、肺二經，因此它提升脾肺之氣的功效是最強的。脾肺之氣增強，就是增強人體的運化功能，因此黃芪可以強健三焦、補益五臟，可以解脾濕、升肺氣、強心、益腎氣、補肝虛。黃芪有擴張血管的作用，又能降血壓，老年人吃黃芪，可以防治中風和高血壓。年輕人吃黃芪，可以增強抵抗力，預防感冒。黃芪還有利尿消腫和促進排毒、使新組織生成的作用，不僅適合腎炎、水腫病人做食療，對於虛胖的人，還有減肥的作用。皮膚長瘡或有潰瘍的人，吃黃芪能使膿毒排出，促進傷口癒合。金代著名的醫家張元素對黃芪的藥效總結得最好。他說：「黃芪甘溫純陽，其用有五：補諸虛不足，一也；益元氣，二也；壯脾胃，三也；去肌熱，四也；排膿止痛，活血生血，內托陰疽，為瘡家聖藥，五也。」黃芪有如此強大的功效，所以中醫治療慢性病，如高血壓、糖尿病、慢性腎炎等，以及對於大病初癒的調養、促進手術後傷口的癒合，都會用到黃芪。

🌱 伏天宜喝黃芪粥

吃黃芪，宜用清淡之方。最簡便的辦法，就是喝黃芪粥。黃芪粥，古已有之。在蘇軾的詩中，就曾提到過他在大病初癒時喝黃芪粥的事情。那年他三十九歲，謫居密州。當時「齋居臥病禁煙前，辜負名花

已一年」，故用「黃耆煮粥薦春盤」。這是用黃芪粥來補養病後虛弱的身體。 白居易也有一首《齋居》詩寫道：「香火多相對，葷腥久不嘗。黃耆數匙粥，赤箭一甌湯。」詩中的黃耆就是黃芪，而赤箭是指中藥天麻。黃芪、天麻之類在今人看來純為藥材，而在古人看來卻可列入日常食譜。從白居易到蘇軾，自唐至宋，文人們的餐桌上竟少不了這一道黃芪粥，病後喝，吃素時也喝。古代儒醫不分，樂天、東坡之輩想必也深諳藥食同源之理吧。做黃芪粥，要注意黃芪本身是不能吃下去的。要把黃芪透過中藥的「三煎三煮」方法熬成藥汁。用這個藥汁加大米煮粥。具體的做法如下：

作法：
1. 取黃芪 30 克，加 10 倍的清水浸泡半小時，連水一起燒開，中火煮 30 分鐘，將藥汁濾出備用。
2. 再加等量的清水燒開後煮 15 分鐘，再次濾出藥汁。
3. 重複上述動作。
4. 將煮過的黃芪藥渣撈出扔掉。將三次煮的藥汁放在一起，放入約 100 克的大米，煮成稀粥即成。

黃芪粥提氣作用很強，最適宜早上喝，喝完之後，一整天都會精神十足。 這個粥方中，黃芪的用量不多，配上大米，很平和，屬於平補，在暑濕重的季節大部分人都適用。氣弱體虛的朋友，在三伏期間每天喝黃芪粥，能夠提升中氣，增強免疫力，到了秋冬就不容易生病了。三伏天暑濕傷氣，用黃芪進補正當其時。伏天太熱，常使人感覺懶洋洋的，不想多說多動，有的人身體發重、頭腦昏沉、出汗多、手腳發熱，還有的人雙腿浮腫、便秘等，這些症狀正需要黃芪的藥力來化解。 注意：黃芪粥是補虛的，實證不宜。體虛、中氣不足、大病初

愈、手術後、化療後的病人或中老年人可以多吃。陰虛陽亢者、有表邪者則不宜。比方說如果你今天受了涼，感受了風寒，那就是有表邪，那麼這兩天就不要喝黃芪粥。

減肥何須餓肚子

　　有個誤會要跟大家澄清：許多人常常搞不清楚自己應不應該吃補藥，該補的沒有補，不該補的瞎補。有的人比較瘦，就認為自己應該多進補，有的人比較肥胖，就認為自己應該多吃排毒藥、不能補，害怕越補越胖。就拿黃芪做例子，它大補中氣，與人參同功，是典型的補藥吧？可是它卻有減肥的作用，你相信嗎？我有一位女性朋友，第一次見到她的時候，她留著很男性化的超短髮，整個身體完全看不到曲線，面如滿月，後脖子上都是贅肉。她說，她前前後後吃了不知道多少種減肥藥，有的當時見效了，過後卻反彈得更厲害。仔細觀察她的身體狀況，我發現她雖然胖，但是肉很鬆軟，還時常拿出紙巾擦汗，就問她：「你年輕的時候並不胖吧？後來是不是用過激素藥？」她驚訝地表示肯定：「我以前得過一種很頑固的皮膚病，到處求醫問藥，好不容易才治好，以後就越來越胖了。」我說：「你想瘦下來嗎？那你從現在開始，停止吃一切減肥藥，改為進補。」她立刻搖頭：「我不能再補了，再補就胖得不能看了。」我告訴她，她吃過的那些治皮膚病的藥很傷身，使她變成了氣虛的體質。由於氣虛，身體的運化功能減弱，體內的代謝廢物排不出去，久而久之就變成贅肉堆積起來了。這種肉都是鬆鬆軟軟的，是典型的虛胖，要想減下去，首先得匡扶身體的正氣，也就是為身體充電，使身體能量充足，加強新陳代謝的功能，才能打好減肥的基礎。我建議她先喝一段時間的黃芪粥，把身體

補起來。過了幾個月，有一天我參加一個活動，一位女士熱情地跟我打招呼，我看著她，有點面熟，可是好像不認識。她看著我茫然的樣子，興奮地說：「我是××呀，你是不是認不出我了？」我仔細一看，真的是她！眼前的她，身形小了一圈，一身黑色的漂亮裙裝，與從前判若兩人。她說，那天聊過以後，她買了好多黃芪回家，有時間就熬黃芪粥，沒時間就用黃芪水當茶喝。兩週以後，效果就出來了。原本她特別怕熱，一動就出汗，漸漸地出汗減少了，爬樓梯也不那麼氣喘吁吁了。至於減肥方面，一開始她有點失望。因為她每天量體重，可是體重減得並不多。但有一天，她買衣服的時候，習慣性地要了加大號來試穿，結果穿起來有點大，要穿小一號的衣服才合適。回家量了量身體的尺寸，她才發現自己的腰圍還有其他的部位都變小了。原來是身上的肉變得更結實了，所以體重變化不明顯，而身材早就不知不覺地變苗條了。肥人多虛，大多數肥胖的人，都有氣虛的表現。對於這些體虛而又肥胖的朋友來說，喝黃芪粥補氣再好不過了。身體的贅肉都是代謝不掉的廢物堆積而成的，喝了黃芪粥，人體的運化功能增強，贅肉自然沒有棲身之地了。

哪些人適合吃黃芪

作為補藥的黃芪，不僅對減肥有幫助，還能調理氣虛型便秘，神奇吧？有的人經常便秘，但大便出來又不成形，軟軟的。這種人千萬不要去喝市面上的排毒通便茶一類的東西，而是要吃補氣的藥。因為這種情況往往是肺氣不足，造成腸道蠕動緩慢。這樣的人，喝些黃芪粥就有通便的效果。對於一般人來說，如果分不清自己是否可以吃黃芪也沒關係。這裡有一個簡單的辦法：摸一摸自己的腹部。有的人肚

子老是脹脹的，摸起來有點硬，這種人就不能吃黃芪。而有的人肚子看起來鼓鼓的，但是一按就陷下去，很鬆軟，這樣的人就是氣虛，很適合吃黃芪。從體質上來說，黃芪最適合氣虛脾濕型的人，這種人往往身體虛胖，肌肉鬆軟，尤其是腹部肌肉鬆軟。而身體十分乾瘦結實的人則不宜。從身體狀況來說，感冒、經期時都不要吃黃芪。從季節來說，普通人春天不宜吃黃芪。為什麼感冒不能喝黃芪粥呢？因為黃芪是固表的，它幫助身體關閉大門，不讓外邪入侵。可是當身體已經感受外邪的時候，就會變成閉門留寇，把病邪關在體內，無從宣洩了。同理，春天是生發的季節，人體需要宣發，吃黃芪就不太適宜了。我母親給家人吃黃芪之前，必定先把其脈，看看有無浮脈，也就是有沒有表邪，再決定是否能吃。不會把脈的朋友也不用著急，只要看看自己有沒有感冒的症狀就好了，沒有感冒症狀就可以喝。實在搞不清楚自己身體狀況的話，可以去買一點薺菜或魚腥草，吃一兩頓，搜搜陳寒，第二天就可以喝黃芪粥了。要想達到最好的效果，可以從頭伏的第一天開始，每天早上都喝一碗黃芪粥，喝到三伏結束為止。差不多一個月的時間，你會感覺到這個夏天比較好過，悶熱的天氣不再讓你那麼難受了。到了秋天的時候，以前容易感冒的人，就會發現自己的抵抗力明顯增強了。

西瓜盅消酷暑，風景舊曾諳

猶記得九歲那年，奶奶教我這道菜。事隔經年，當時那一種滋味，那一個人，如今都只能於記憶中去尋覓了，思之令人悵然。

夏天消暑吃什麼？西瓜自然是首選

在所有的水果中，西瓜含的果汁最豐富，達到 90% 以上。西瓜在英語中叫 watermelon，直接翻譯過來是「水瓜」，大概就是因為這個緣故吧。夏天人體水分大量流失，能量消耗也多，吃西瓜正好可以生津止渴，又能補充營養素。盛夏的氣溫很高，熱氣很重。「熱盛為毒」，這種熱毒很容易造成血熱，使人心中煩躁、口渴、手腳心發熱或發燒。如果血過熱，就可能不走血脈的正道，而是亂走，產生血溢的現象，例如皮膚出小紅疹、流鼻血，嚴重的甚至會出現腦溢血。西瓜正是調理夏季這些常見症狀的良藥，它能入上焦的心經、肺經，能入中焦的肝經、胃經，還能入下焦的膀胱經，可以說是三焦通吃，所以西瓜對於上中下三焦之熱都可以祛除。人到夏季心火旺，西瓜能把心火往下引到膀胱經，再透過小便排出去，清解暑熱。心為血之府，心火平了，血也就不會過熱了，因此西瓜能涼血，對一切血熱、血溢症狀都有緩解作用。

糖尿病患者要吃西瓜內皮

然而西瓜性寒涼，脾胃虛寒的人不能多吃。西瓜含的糖分較高，好多糖尿病患者也不敢食用。這類朋友如果想吃該怎麼解決呢？這時

可以試著吃西瓜內皮。 西瓜內皮就是西瓜皮去掉最外層的青皮（西瓜翠衣）以後剩下的白色部分。它的營養與瓜瓤相同，只是含糖量要低得多，有糖尿病的朋友也可以放心吃。用西瓜內皮做菜，經過烹煮之後，西瓜的寒性減弱，就不易傷及脾胃了。 西瓜內皮的做法很多：可以涼拌、做沙拉、醃成醬菜，也可以用它煲湯，其滋味仿佛冬瓜，卻更加脆嫩；可以炒著吃，清淡爽口；也可以切塊加肉和醬油紅燒，十分入味。

如何給家人做西瓜盅

我最喜歡的一種做法，也是最具有食補功效的，就是西瓜盅。其做法如下：

材料：紅西瓜（圓）一顆、童子雞一隻、老薑一塊，鹽、黃酒（或料酒）適量。
作法：從西瓜頂部大約六分之一的部分切下，挖去紅瓤。把童子雞洗淨切塊，放進西瓜中，再加入拍扁的老薑、鹽、黃酒（或料酒）。把切下的部分當做蓋子蓋在西瓜盅上，上蒸鍋用中火蒸一小時左右即成。

注意千萬不要加水，因為蒸的時候西瓜皮會出很多水。 做西瓜盅，用圓圓的瓜來做比較好看，而且直接放在蒸鍋裡就能立得住。如果是橢圓形的長瓜，一般的鍋很難放得下，也不容易固定。 初次嘗試的朋友，最好用厚皮瓜，因為皮厚一點容易掌握火候，不至於把瓜皮給蒸得過軟而弄破了。裡邊的紅瓤，刮得越乾淨越好，否則蒸出來的湯汁會偏甜，而且顏色不好看。西瓜盅的主料為什麼要用雞肉呢？夏

季人體的陽氣都浮於表面，加上多食生冷，容易胃寒，暑濕又能耗氣傷脾。雞肉正好入脾胃二經，可以健脾暖胃，改善夏季常見的脾胃虛弱、胃口不佳、疲倦乏力等症狀。雞肉性溫，加上老薑和黃酒，正好與西瓜的寒性相互平衡。西瓜滑腸，吃多了容易拉肚子，而雞肉正好可以止瀉。西瓜有生寒助濕之弊，而薑和黃酒是散寒的，正好解之。這道菜口感清淡，在再熱的天吃也不會感到油膩。從功效上來說，也很適合於伏天養生。它屬於清補，既能消暑解熱，又能補益中氣，不但正常體質的朋友可以吃，對陰虛內熱、有高血壓、急性腎炎和膀胱炎的朋友還有輔助治療的作用。蒸好的西瓜盅是夏天餐桌上的一道風景，單是欣賞它碧綠圓潤的外形就讓人感到清涼了，講究一點的話，還可以在瓜皮上刻上花紋。吃的時候，輕輕打開瓜蓋，記得先把裡面的湯盛出一小碗來品嘗。這是完全由西瓜滲出的汁液煮成的雞湯，瓜的清香襯托出肉的鮮美，清淡平和，因而讓人回味無窮。

青青荷葉粥，健脾祛濕度長夏

從小，我最偏愛的粥品就是荷葉粥。面對一碗淡綠色的荷葉粥，聞著它似有似無的香氣，頓時滌盡塵煩。先不說它的食療作用，單是這份神補的效果，就足以讓人為之傾倒了。

「江南可採蓮，蓮葉何田田，魚戲蓮葉間。」歷來文人詠花，吟詠的大多是花朵本身。唯獨對荷這種植物例外，寫荷葉的詩句反而遠遠多過寫荷花的。的確，荷花不能沒有綠葉相陪，而荷葉卻無須紅花點綴，它們總是亭亭玉立地在水一方，讓人無限嚮往。春天「小荷才露尖尖角」，夏天「接天蓮葉無窮碧」，何等賞心悅目。到了秋天萎黃凋零，還能「留得殘荷聽雨聲」，越發風雅了。荷葉的藥理作用，說得形象一些，可以拿它的植物特性來比喻。它生於淤泥，卻不染纖塵，所以能疏泄濕濁；它盛於炎夏，卻青碧如水，所以能清除暑邪。許多東西都可以解暑，但大半性偏寒涼，易傷脾胃。而荷葉的可貴之處在於，它既可解暑，卻並不寒涼，不僅不傷脾胃，反而能夠提升脾胃之陽氣，健脾祛濕。荷葉是平性的，不涼不燥，其味苦澀。它是藥中之淑女，潤物細無聲，不勉強從正面著力，故無傷身之慮。它祛暑熱不靠寒涼，而是以苦味入心，平息心火。心為血之府，心火一平，血熱自消。它健脾胃也不靠補益，而是以澀味入肝，升發清陽，祛除水濕。荷葉升發清陽的作用對人體是十分重要的。人體的清陽之氣必須上升，濁陰才能下降。清陽不上升，頭部得不到營養供應，人就會感覺昏昏沉沉的，面色發黃。濁陰不下降，水濕和廢物排不下去，人就會消化不良，吃一點東西就肚子脹、或者打嗝、嘔吐。清陽一上升，

濁陰才能夠下降，水濕得以化解，解除了脾胃之困，自然就改善了脾胃的功能。荷葉的這些作用，對於長夏養生來說特別重要。每年農曆六月是長夏，這是一年之中濕氣最盛的時候。人體的脾喜燥惡濕，濕氣重的時候，最需要養脾。

荷葉既解暑熱，又祛濕氣。在長夏，經常喝荷葉粥，就可消暑利濕，又能升發脾陽，健胃和中，預防腹瀉，幾乎人人皆宜。 做荷葉粥，要用粳米和新鮮荷葉，有兩種做法：

第一種是簡便的做法，非常簡單：用電子鍋熬粥，快熟時將整張荷葉覆蓋在粥面上，不蓋鍋蓋，煮兩分鐘後關火，燜一會兒即可。 第二種做法是外婆教的私房做法，風味更佳：用砂鍋煲粥，一開始就放上荷葉，以荷葉做鍋蓋，注意不要接觸到水面。待荷葉煮軟了塌下來，再換一張新的荷葉，直到粥熟。

材料：柴雞一隻、酒釀適量
作法：整隻柴雞切塊，加少許鹽醃半小時待其入味，放油鍋炸熟撈出。另用一鍋放入酒釀，不要加水，把雞塊放進去，煮開後起鍋。

荷葉粥是微鹼性的，能緩解疲勞和壓力，並有減肥、降脂和降血壓的作用。對於患胃酸過多型胃炎、胃潰瘍的朋友，也是很好的養胃餐。荷葉粥很平和，在粥中加入別的材料如綠豆或薏米也可以。不過，我更喜歡什麼也不加，這樣才能完全品嘗到荷葉的真味，非常清淡，然而純粹。

立秋貼秋膘，入冬不懼寒

一到立秋，看看母親為全家準備的早餐，明顯有秋天的風味了：荷葉粥、當歸燉雞蛋、炸豆腐、絲瓜木樨肉、泡豇豆、燒茄子。

有朋友問我立秋該吃什麼。北方人講究立秋吃肉食，叫做「貼秋膘」，也就是將夏天失去的體重「以肉補肉」吃回來，為的是抵抗冬天的嚴寒。夏天體重減輕的人，或是體虛瘦弱的人，吃酒糟雞貼秋膘可以說是每用必見效。別怕做起來麻煩，一次做一份，可以吃一個星期；每天一小碗，不用太多，好氣色就能吃出來了。我家是南方人，並沒有這個習慣，只是隨著時令的變換，適當調整每天的食譜。在我家，夏天的時候很少吃炒菜，各種蔬菜只是或生拌或焯著吃，肉禽蛋類則蒸、煮或煲湯。夏季脾胃弱，這樣吃能減少火氣，好消化，不油膩。立秋前後則改變做法，有炒有炸，增加了食用油和蛋白質的比例，豆類、肉、蛋，樣樣俱全。立秋了，人體的陽氣開始收藏，這時候吃點營養豐富的東西，比較容易吸收。因伏天還未全消，故仍用荷葉粥健脾去濕。木樨肉裡面放了不少木耳，潤潤肺，預防秋燥。還有一道泡豇豆，酸酸的，秋天屬金，恐剋肝木，應多吃酸味食品，倒也應景。我跟母親笑言：北京人都要貼秋膘，冬天來了不怕冷。入鄉隨俗，你也推薦一道能有效貼膘的菜吧。 母親想想，說，「那個十全大補的藥膳，從前我們給病後體虛的人吃的，倒是適合用來貼秋膘。」 這道十全大補膳，其實就是酒糟雞。不過做法與一般的不同：

注意酒釀要用稠的，也就是連水帶米一起下鍋。酒釀的量不要太少，要能夠淹沒雞塊。母親說，以前給病人吃這道藥膳，是把它儲存在瓦罐中，每天取出來吃小半碗。吃一段時間，病人的身體就能養好了。看似很簡單的菜，為什麼說它是十全大補呢？這是因為雞肉和酒釀都是大補的東西。雞肉滋補，它的補益作用很全面，既能補氣，又能補精，還能補腦，病後吃有利於身體恢復，產婦吃能補氣血，小孩吃能增長智力。黑色的烏骨雞還有補腎的功效。而普通的家雞肉則特別養胃，虛寒胃病的人最宜多吃。酒釀是米之精華，能補肺之虛寒，能補肝血不足，還能補腎虛，調理虛勞泄瀉、腰疼及男性疾病。雞肉補氣，酒釀養血；雞肉健脾養胃，酒釀補肺益腎。二者合用，補上加補，基本上把五臟都給補到了，所以這道菜號稱十全大補。

中秋養陰聖品——冰糖銀耳羹

記得小時候，每逢年節時整個家族聚在一起家宴，最後一道甜品必然是什果銀耳羹。在銀耳羹裡放上各色水果丁，盛到小碗裡，晶瑩剔透、五顏六色的煞是好看，是小孩子們的最愛。前面的菜吃得膩口了，這個正好清清口，而且還有助消化的作用。喝了這道羹，也意味著宴席的結束，大家各自睡覺去，這一晚保證睡得特別香，連夢都是甜的呢。

到了九月份，每天早上起來，空腹喝一大碗銀耳粥，持續到秋天結束，不僅咳嗽能好，皮膚也會滋潤許多，嘴唇也不會乾燥起皮了。這些年氣候一直在變暖，中秋來臨的時候，很多地方白天氣溫仍能達到三十度以上，所以，不少年輕人還都穿著夏裝。這樣暖和的天氣，往往使人忽略了季節的變換。其實，有經驗的老年人早就開始加衣了，因為夜晚已經涼起來了，空氣中的濕度也明顯地降低，時令在悄悄地轉換。中秋是氣候變化的轉換點。從這一天開始，天地間陰氣轉盛，陽氣漸消。即使氣溫暫時還沒降下來，天地之氣已經變化了。人體也要順應自然之道，收斂陽氣，以養陰為主。我們都知道，秋季養陰，必須防秋燥。燥盛則乾，耗傷人體津液，而傷津就是傷陰。那怎麼防秋燥呢？關鍵是潤肺。因為肺很嬌氣，最怕燥。燥邪傷人，肺首當其衝，而肺又主皮毛，肺與大腸互為表裡，所以症狀首先會在呼吸系統、大腸與皮膚上表現出來，例如口鼻咽喉發乾、咳嗽、便秘或是皮膚長出細紋。有一位東北來的朋友跟我說：「我有一個怪毛病，每年一到入冬的時候，就會咳嗽一個多月。找著名專家給看過，開了很大一堆

湯藥，吃了一兩年，好像沒什麼效果。」我仔細觀察了一下他的體質，然後問道：「開的藥裡邊是不是有附子？」他忙點頭：「是有。」 這就是原因所在了！我猜想那位專家一聽到他是每年在冬季咳嗽，又長年居住在寒冷的北方，因而斷定他屬於「老慢支」，也就是慢性支氣管炎一類的病症，所以用附子這樣大辛大熱的藥吧。應該說，反覆在冬天發作慢性咳嗽，確實多屬於「老慢支」。這樣的病，往往因陽虛而起，用附子補腎陽不無道理。然而，細看這位朋友的體質，身材瘦削，手腳發熱，卻是偏陰虛的。陰虛的人豈能濫用附子呢！我注意到這位朋友提到的一個關鍵：每年在「入冬時」咳嗽，一個多月後就自癒了。於是問他：「你所說的入冬，是在每年的幾月份？」他說：「我們那兒天冷得早，十月份就算入冬了，我每年就在那時候開始咳嗽。」原來如此，這正是癥結之所在！不管氣溫如何，十月份在節令來說還沒有進入真正的冬天，即使在北方嚴寒之地，也屬於晚秋。於是我問他：「你的咳嗽是不是乾咳？」他點頭：「是的，每次在咳嗽發作的時候，感覺喉嚨發癢，總想咳，而沒有什麼痰。」 這一來就非常清楚了，他是很典型的肺燥咳嗽。他的咳嗽，正是秋燥所致。對於秋燥導致的咳嗽，用附子好比是火上澆油，絕對不行，應該用滋陰潤肺才對。這位朋友年紀不算大，身體也不錯，根本不必用藥物，用簡單的銀耳粥就能緩解這個病。古人將銀耳視為延年益壽的聖品，歷代皇室貴族日常保健都離不開它。的確，銀耳的作用非常廣泛，它屬於甘味的食物，滋陰潤燥，能入肺、胃、脾、大腸和腎經。 銀耳入肺經，是補肺陰虛的一味好藥，調理肺熱咳嗽，比如乾咳、久咳、痰中帶血，這些都是肺熱咳嗽的症狀。銀耳入胃經，能養胃陰，調理慢性胃炎，有胃火、口臭、胃病發作起來胃裡有燒心感覺的人，可以經常喝點銀耳羹

來養胃。銀耳入脾經，能益氣和血，對由於血熱造成的各種出血症有食補作用，如咯血、鼻出血、陰道出血、便血等等，飲食中就可以多加些銀耳。銀耳入大腸經，能潤腸化燥，調理大便秘結。老年人大便乾燥的，可以每天喝點銀耳羹，調理腸道。銀耳入腎經，能補腎強心，調理心悸失眠、慢性腎炎。最妙的是，銀耳的藥效雖多，卻十分平和，它潤而不寒，甘而不膩，補而不滯，不管男女老幼，都可以常常吃。尤其是陰虛體質的人，也就是平時常感到手心腳心發熱，晚上睡覺出汗的人，更是適合長期服用。只有外感風寒和濕熱痰多的人不宜多吃。凡是慢性病有陰虛證的，都可以服用銀耳來輔助治療，比如高血壓和糖尿病，這是一道大補的藥膳，滋陰益腎，有利於扶助正氣，保護身體的機能。孕婦吃銀耳補身也很好，尤其是懷孕後期。而且銀耳的營養成分基本上是蛋白質，又好吸收，可以補充營養，比吃蛋白粉強多了。孕婦常吃銀耳，孩子生出來，皮膚會白白嫩嫩的。銀耳可以潤膚祛斑，其養顏的效果堪比燕窩，其實它就是「平民的燕窩」。據說漢代的呂后就靠喝銀耳羹養顏。在她那個時代，銀耳與燕窩的身價是一樣的。古人把銀耳視為名貴的滋補品，甚至有一兩銀耳等於一兩白銀之說。在以前，只有皇宮貴族、富貴人家才能享用。現代有了人工栽培法，銀耳才變成了家常食物，這也是我們現代人的福氣。烹調銀耳的方式很多，煮、蒸、熱炒都可以，也可以涼拌，銀耳本身沒有味道，跟各種食物都好搭配。不過，最常用的、也是最利於營養吸收的方式，還是燉銀耳羹。銀耳羹人人會燉，方法很簡單。只是燉銀耳很花時間，且開鍋後很容易溢出，所以燉時需要有人在旁守候。我母親有一個偷懶的辦法，適合忙碌的人：找一個乾淨的保溫杯，把銀耳撕成小片放進去，灌入沸水，蓋上瓶蓋放置一天，晚上把銀耳連水一起倒入鍋裡，

放適量冰糖燒開起鍋就可以了。銀耳可以安神，晚上喝有利於睡眠。
注意：如果喝銀耳羹，不要同時吃人參或黃芪等補陽藥，以免互相影響療效。另外，煮好的銀耳羹，一定要當天喝完，不能過夜。隔夜的銀耳會產生大量亞硝酸鹽，對人體有害。燉銀耳羹可以根據個人的身體狀況加入其他補品。例如大便秘結、有口臭的人，可以加百合；經常腹瀉的人可以加蓮子；血虛的人可以加棗。如果不知道加什麼好，放點枸杞是不錯的選擇，可以平補肝腎，適合大多數人。

每日喝粥，性命無憂

所謂養生，不過就是每天喝一碗粥這麼簡單。好好地吃飯、好好地睡覺、好好地過日子，就行了。可是，真正能做到的，又有幾人呢？

三伏養生可以喝黃芪粥，若想省事也可改成喝黃芪水。那健脾祛濕的荷葉粥，可不可以改成喝荷葉水呢？倒也不是不可以，然而，這樣就變成喝藥水了，捏著鼻子好像完成任務一般地灌下去，失去了飲食的享受。更重要的是，這麼做的效果不能與其做成的粥品相比。原因在於在這兩個食療方中，不是只有黃芪或者荷葉在起作用，還有一味被大家忽略的東西，那就是大米。大米也是補氣的，古人把大米稱為「五穀之長」。古代醫家治療虛病，如果是有錢的病人，就叫他用上好的人參，如果是窮人，就叫他每天喝濃濃的米湯。所以米湯又被稱為「窮人的人參湯」。人參還有諸多禁忌，而米湯卻是平和無偏，再沒有比它更安全可靠的補品了。黃芪與大米煮粥，二者相得益彰，能達到一加一大於二的效果，荷葉粥也是同理。

大米入脾經、胃經，煮成米粥後，和中益氣的效果更佳；中氣一和，陰陽之氣自然貫通。米粥可以補脾、和胃、清肺。人在夏季脾胃最弱，又需要大量水分，喝粥是最好的選擇。有人會問：能不能將粥方中的大米改成小米？這也可以，不過要注意應用範圍會有侷限，不是人人皆宜。大多數的養生粥都選用大米，取其平和無偏之性。可以保護胃氣，避免藥性傷胃。小米也入胃經，它的作用是健胃除濕，養腎陰，清虛熱，補虛損。然而小米性微寒，用它做藥膳一般是取其偏

性，針對特定的體質和症狀進行調理。小米用來做黃芪粥，更適合於體內有濕熱的人。民間常說胃病喝小米粥，其實要分寒熱。有胃病的人，如果嘔吐酸水，口乾舌燥，那是胃熱，喝小米粥最好，可以養胃陰。如果嘔吐清水，胃痛的時候熱敷按摩會感到舒服一些，那是胃寒，要暖胃散寒，就不能喝小米粥。產婦喝小米粥，是因為產婦失血較多，需要滋補陰血，而小米既養陰血又補腎，所以適合產後食用。小米是安神的，最好晚上喝，大米則不拘時間；小米涼胃，適合冬天喝，大米則四季皆宜。 另外，大米分粳米和秈米，秈米較硬，粳米較柔。一般煮乾飯用秈米，而熬粥用粳米。粳米熬出來的粥口感好，容易消化。古人用大米入藥，是要用粳米的，還講究要用秋季收穫的晚稻，這樣的米滋補作用最強。當然，如果不是做藥，家常飲食無須如此講究。不管用什麼樣的米，只要經常喝米粥，就是很好的養生之道。這個道理太普通，反而容易被人忽視。正如陸遊說的：「世人個個學長年，不悟長年在目前，我得宛丘平易法，只將食粥致神仙。」 讓我們一起來復習一下著名的「宛丘平易法」吧，也就是宋代詩人張耒的《粥記》：

張安定每晨起，食粥一大碗，空腹胃虛，穀氣便作，所補不細，又極柔膩，與臟腑相得，最為飲食之良。妙齊和尚說山中僧，每將旦一粥，其系利害，如或不食，則終日覺臟腑燥渴，蓋能暢胃氣，生津液也。今勸人每日食粥，以為養生之要，必大笑。大抵養性命，求安樂，亦無深遠難知之事，正在寢食之間耳。

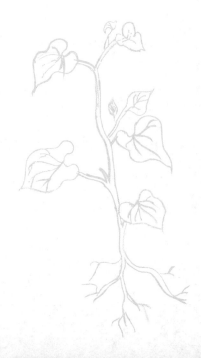

第4章

開在廚房裡的藥房

茴香——
廚房裡的補腎高手和胃病剋星

我家備有幾個茴香鹽袋，是把等量的小茴香和粗鹽混合裝在布袋裡做成的。要用的時候放進微波爐裡熱兩分鐘，然後用來熱敷腰部、腹部、頸椎、膝蓋等處，有祛寒止痛和通經絡的作用。我的床頭就放著一個，用它取暖、熏香、提神，已經用了好幾年了，香氣始終不減。

茴香菜香，溫胃散寒

天熱了，每次在超市看見新鮮的茴香菜，我都會買一把回來。那天，一位常來家裡的大姊碰見了，馬上自告奮勇地說，晚上給你們包餃子吧。我笑：「真是道道地地的北方人，看到茴香就會條件反射地想到包餃子。」她一臉茫然：「那你想怎麼吃？包包子？」 我不禁莞爾。那不是換湯不換藥嗎？還是做餡料呀！真是一位可愛的大姊。的確，我認識的所有北方朋友，幾乎都一致認定茴香菜就是做餡用的，從來沒有想過它還能有別的吃法。茴香餡的餃子的確好吃。不過，總是一種做法，未免有些單調，委屈了這樣藥食同源的好東西。茴香菜其實是可以當做蔬菜來吃的，炒菜、做湯、涼拌都行。我家的茴香菜多半都被我們生吃了。把新鮮的茴香菜洗淨切碎，拌點醬油和醋就是一道芳香開胃的涼拌菜。凡綠葉蔬菜大多偏於涼性，而茴香菜卻是溫性的。茴香溫熱的作用，在綠色蔬菜中可以說排名第一。 韭菜、香菜、大蔥，這些綠色菜也是溫性的，但茴香比它們更勝一籌。為什麼這麼

說呢？因為茴香主要入腎經，直接溫補腎的陽氣。陽虛的人，也就是體質虛寒，平時比較怕冷的人，最適合多吃茴香，可以補腎助陽。茴香不僅能調虛寒也能調實寒。外感寒邪的時候，吃茴香可以發散風寒。這麼說吧，茴香對於所有的寒證都有保健調理作用。凡是身體局部或是整體有寒冷症狀的人，比如手腳發涼、胃寒愛吃熱食或是小腹冷痛等，吃茴香對身體有好處。茴香也入胃經，能暖胃、開胃、養胃，調理各種胃寒型胃病、胃寒胃痛的人吃茴香能暖胃止痛、食欲不振的人吃茴香能開胃、消化不良的人吃茴香能幫助消化、情緒抑鬱的人吃茴香能振奮精神。茴香氣味辛香，所以它理氣的作用也很強，對於氣滯氣逆引起的病可以通調，比如胸悶、打嗝、腸痙攣、腹部脹氣、疝氣、口氣，甚至寒濕腳氣等。茴香是助陽的，所以陰虛陽亢，平時特別怕熱的人不適合吃茴香。茴香有輕微的發汗作用，特別容易出汗的人也不要多吃。體質偏熱的人，如果一定要吃茴香餡的餃子，不要配熱性的羊肉，而要配偏涼性的肉類，例如豬肉。如果吃素餡，最好不配雞蛋，應當配豆腐，因為豆腐是偏於涼性的。一般體質的人，春天和夏天吃些茴香，可以助長陽氣。特別是夏天，天熱使人胃口不好，貪吃生冷又容易傷胃，吃茴香既開胃助消化，還健胃養胃。茴香的香味能殺菌、殺蟲和化解濁氣。夏天容易吃到不潔食物造成拉肚子，吃點茴香就能預防。

杏仁拌茴香，可治夏季感冒

吃生拌茴香菜的時候，如果能在裡面加一點甜杏仁是最好的，既陰陽平衡，又增強茴香的功效，還能預防腸胃型感冒。腸胃型感冒是外感風寒加上過食生冷或是油膩的食物引起的，主要症狀是頭痛、噁

心、嘔吐、腹痛或是拉肚子。夏天的感冒多半都是這種類型的，尤其是喜歡開著冷氣睡覺、吃大量生冷食物的人最容易得；經常吃杏仁拌茴香菜，就能防治這種感冒。茴香能發散風寒，杏仁能潤肺平喘；茴香能暖胃、消食，杏仁能和胃、化痰；茴香順氣，可以止嘔，杏仁降氣，可以止咳。茴香殺菌止瀉，杏仁潤腸通便，兩者同用可以維持腸道功能平衡。而且，茴香助陽，杏仁滋陰，搭配在一起就是陰陽雙補了。這道菜早上就著粥吃最好，因為茴香氣味濃郁，有提神的作用。

杏仁拌茴香可以這樣做：

材料：甜杏仁、茴香適量
作法：甜杏仁用水煮十分鐘。茴香菜切碎，加入甜杏仁，以2～1的比例放入醬油和醋拌勻就可以了。

注意拌茴香不要放糖，否則會影響這道菜的功效。杏仁要用甜的，不要用苦杏仁。苦杏仁是一味很好的中藥，但是有微毒，一般只能入藥，平時不能多吃。

小茴香大補腎陽

茴香菜是藥用植物茴香的莖葉。而茴香的種子，茴香籽，也就是我們平時所說的小茴香，是做滷味常用的香料，著名的五香粉裡就配有小茴香。小茴香是種子，它溫補的作用，比起莖葉自然要大多了。它可以大補腎陽，腎陽虛的人，平時做菜常放點小茴香，就相當於吃補腎藥了。小茴香大補腎陽，所以能溫暖下焦，又能理氣，因此歷代醫家特別推崇它治療疝氣的功效。實際上，凡是下焦有寒濕、氣滯、疼痛諸證，比如腎虛腰痛、腸痙攣、痛經、遺尿等，它都能調理。如

果突然下腹疼痛，又怕冷喜暖的，馬上抓一把小茴香煮水，加一點鹽喝下去，就能緩解症狀。

✏️胃病也需茴香調

　　小茴香大補腎陽，同時也是調理胃病的特效藥。為什麼有特效，還是來自於大補腎陽這個基本作用。這是什麼道理呢？我想先從香料的作用講起。小茴香溫熱的作用這麼強，為什麼會是常用的香辛料呢？難道人們不怕上火嗎？ 對於大多數人而言，小茴香作香料用，是不會上火的，只有陰虛火旺的人除外。我們常用的滷包配方中全是辛熱之品，一般認為是用來去除肉食的腥羶之氣的，但為什麼滷黃豆、蠶豆也要用？ 其實，這裡邊暗含著陰陽之理。不管是肉、魚還是豆類，都是高蛋白的食物。凡高蛋白的食物，陰性就強；滷味一般都是吃冷的，冷的食物陰性更強，而滷包所用的香辛料是陽性的，可以平衡它們的陰性。具體地說，我們吃下去的東西，在胃和小腸裡會經過一個再加工的過程，變成人體能夠分解吸收的溶液。而肉類營養豐富，比較難消化，腸胃的壓力很大。這時候就需要這些辛熱的香辛料來幫忙，幫腸胃增加一點動力。可以把腸胃想像成一隻文火慢燉的湯鍋，這只鍋需要保持適當的溫度，才能煲出一鍋好湯：溫度太高，鍋裡的水就燒乾了；溫度太低，鍋裡的食物則燉不熟。當溫度太高的時候，就會造成胃熱，出現一系列上火的症狀，比如口乾、口苦、口舌生瘡、牙齦腫痛、小便黃、大便秘結等。長期胃熱成病的人，還會胃痛、嘔吐酸水，有的人會感覺特別容易餓，吃得很多卻吸收不到營養。當溫度太低的時候，就會造成胃寒，脾胃的消化能力變弱，消化不良甚至胃痛、嘔吐清水。大多數的慢性胃病，都跟胃寒有關係，比如慢性胃炎、

胃潰瘍、胃下垂、胃神經官能症等。什麼情況下溫度會太高呢？就是有邪火了。這把火，可能來自於外界環境，比如外感風熱之邪；也可能是吃進去的，比如喝酒太多、過食辛辣、消化不良；還可能來自於身體內部，比如肝火。有胃熱的時候，就不要吃小茴香和其他熱性的香辛料了。什麼情況下溫度會太低呢？有外因——飲食不節制，過食生冷，或是胃部受寒，相當於一直往鍋裡加冷水；有內因——火太小，鍋裡的水總是燒不熱。如果把腸胃比作湯鍋，那麼脾和腎就是下面燒的那把火。脾腎的火不足，腸胃就冷了。冷肉吃下去以後，鍋裡的水就不開了，而香辛料的作用，就是為脾和腎添柴火，使火燒得更旺一點，這就是做滷味要用到香辛料的主要目的，也是大補腎陽的小茴香卻能夠暖胃、調理胃病的根本原因。

當歸補血有奇功，芪多歸少力最雄

說起當歸，大家都知道它是婦科良藥；其實，只要對症，它是男女皆宜的。

入伏那天，全家人按慣例做了保健拔罐。這兩天，餐桌上便多了一道藥膳：當歸燉雞蛋。拔罐療法，是打通經脈淤阻，激發人體的自癒功能，自然對人體的氣血耗費也較多。全身拔罐後，吃當歸燉雞蛋，可以補益氣血，同時活血化淤，加快人體的修復過程。當歸是血藥之聖，補血活血的功效十分強。中醫講「血藥不容舍當歸」，說到補血藥一定會提到當歸。凡是與血相關的病，不管是血虛、血熱、血淤，都可用到當歸。肝藏血、心主血、脾統血，當歸是血藥，所以當歸的藥性歸肝、心、脾三經。當歸入肝經，可以補肝血。肝藏血，肝有熱則傷血，當歸能平息肝熱，活血通經；肝主筋，肝血足則筋潤，所以當歸可以調理跌打損傷；肝主風，肝血足則風定，所以當歸可以調理與風邪有關的病，比如風濕、關節炎、痛風。當歸入心經，可以補心血，故可調理眩暈心悸；心血足則火息，故可調理各種發於皮膚的熱毒，比如疔瘡、癰腫、潰瘍。當歸入脾經，可以補益脾胃，養營養血，補氣生精，可調理血虛證，面色暗黃。 當歸屬於氣味辛香的中藥，這種辛香味表明藥的活性成分強，善於走竄，能攻上也能攻下。因此當歸被稱為「血藥」中的「氣藥」，就是說它還有具有一定的理氣作用。氣是血液運行的動力，氣行則血行，所以當歸的活血作用強。痛則不通，通則不痛，當歸能活血，就能止痛，如頭痛、經痛，還能潤燥通大小便。當然，也因為如此，出血、腹瀉、陰虛內熱的朋友就不宜服

用當歸。當歸是補氣血的藥。凡是這種補藥，最適宜跟營養豐富的食物配著吃，利用食物提供的營養精華，能充分發揮補氣血的作用。雞蛋本身也有提氣養血、長筋骨、滋陰潤燥、解熱毒的作用。配上當歸，很適合在拔罐後調理身體。女性可以在經期服用。貧血、血虛發熱的人，無論男女老少，更是可以每天早上都吃。

當歸燉雞蛋的作法很簡單：

> 將整只當歸橫切成薄片，放入清水，打入一個雞蛋，煮開後馬上關火，蓋上蓋子，將雞蛋燜熟成荷包蛋即成。

🌿 當歸各個部位的作用和使用方法

歸頭止血，歸身補血，而歸尾活血。食補用的當歸，要用整個的，取其整體的功效。女子如果行經不暢、淤血不盡，則吃歸尾；經量過大，則吃歸頭。如果要加強補血作用，還可以加紅棗和花生同燉。能吃黃芪的人，加黃芪與當歸同燉，效果更好。做法是先把黃芪煮三遍取藥汁，再用上法放入當歸與雞蛋燉熟。加黃芪的時候，黃芪的用量一定要數倍於當歸，達到 5：1 的比例最好，即 50 克黃芪配 10 克當歸。這是經典的當歸、補血湯藥方中所規定的比例，經過現代科學手法測試驗證，用這個比例配伍的當歸黃芪所產生的有效成分最高。中醫湯頭歌訣說：「當歸補血有奇功，歸少芪多力最雄。」什麼意思呢？氣不足是沒法補血的。故而當歸補血湯雖以當歸命名，而其中黃芪的用量反而大得多。可以這樣說：黃芪補的是無形的氣，是促進身體的運化功能；當歸補的是物質，氣足了，才能生產出物質，造出新血。古人說，「有形之血不能速生，無形之氣所當急固」，就是這個意思。

半個奇異果，一天營養全都夠

在日本，奇異果外號「千歲」，號稱吃一個可活一千年。這說法雖然有點誇張，不過奇異果能讓人變年輕的作用的確很強。不僅如此，它還能調理糖尿病、脂肪肝、肝炎黃疸、胃熱食滯、腸燥便秘、肺熱咳嗽、結石……

某個冬天的晚上，吃過飯，媽媽問我要不要吃個奇異果，我不假思索地拒絕了：「現在的奇異果還能吃嗎？好多都打過膨大劑的。」媽媽執意勸說：「我買的保證沒有打過任何藥，不信你看看。」看看媽媽遞過來的奇異果，小小的，比核桃大不了多少，很不起眼，皮倒是很容易剝開。從這一點看來，跟打過藥的不同，那種奇異果的皮是很難一次剝掉的。不過，這麼小，恐怕會很酸吧。試著嘗了一口，沒想到又軟又甜，比打過藥的水果味道濃郁，而且沒有那種硬硬的果芯。媽媽很得意：「好吃吧？這可是我從市場上精心挑選的野生奇異果。」我說：「是挺好吃的，但是你怎麼確定它們是真正野生的呢？」媽媽說：「從大小上就能看出來了，野生的奇異果個頭比一般人工培植的要小，跟打過膨大劑的一比就更小了。」我想這種野生的一定很貴吧，沒想到一斤才人民幣兩塊錢。在冬天的北京，這個價錢連一斤黃瓜都買不到。我問：「為什麼野生的還這麼便宜？」媽媽說：「野生奇異果在南方的大山裡多得是。有人到山裡去，給當地人一點工錢，就能採回大量的野果，裝車直接拉到城裡就可以賣了，成本相當低廉。」一般人買水果都喜歡挑大的買，這種小果子不怎麼受歡迎，所以賣不出好價錢。媽媽在買的時候，看到那個賣的人喊破了喉嚨叫賣也少人問津。

要是這樣下去，大概以後他也不敢再進這種貨了。我倆不由得擔心起來，也許將來有一天，在市場上再也見不到野生的奇異果了，那會是非常可惜的一件事。在這個農藥和激素橫行的時代，還能吃到天然野生的水果，是難得的福氣。更何況，奇異果是長壽果，在古代日本曾被稱為「千歲」，號稱吃一個就能活一千年。據說徐福東渡日本為秦始皇求取長生不老之藥，就是慕此「千歲」果之名。如果這個說法屬實的話，想想當時的情景真有些滑稽：當徐道士飄洋過海好不容易到了生長「仙果」的小島，赫然發現傳說中的「千歲」果竟然就是中國深山老林裡猴子吃的野果，在秦始皇的家鄉陝西隨處可見，他老人家那時臉上的表情一定很夠看的。怪不得他寧願留在當時還處在原始社會的日本也不敢回國。聽起來好像很神奇，小小一個水果，有這麼多的功效嗎？這是古代的醫家發現的，而現代的科學分析也證實了奇異果具有多種抗病成分。從中醫的角度說，奇異果性寒，味道酸，質地滑；它的寒能解熱，酸能養肝，滑能泄下，所以它可以泄肝膽之熱。換句話說，它最強的作用，就在於解毒保肝。肝腎是同源的，保肝就是保腎。有清潔的血液，有健康的肝腎，人自然就健康長壽。從成分上來說，一些對人體很重要的營養素，如維他命 C、維他命 E、鉀、鎂、鈣、葉酸、纖維素還有各種抗癌物質，在奇異果中的含量都遠遠超出了大多數的水果。就拿維他命 C 舉例，只要吃半個奇異果，哪怕這一天不吃任何其他的水果和蔬菜，身體所需要的維他命 C 也夠用了。這些年流行營養補充劑，有的人一天要吃七八種。其實，現在醫學界對於人工提取的營養素是否對人體有害還有很多爭議。不如每天吃一個奇異果，重要的營養素就齊全了。快過年了，節日期間難免菸酒應酬、大吃大喝。如果要說過節的養生之道，飲食有節、起居有常這些都是

老生常談，實際上也很難做到。媽媽的一個奇異果及時提醒了我，在放假期間，每天都吃一個奇異果，倒是一個既簡單又有效的方法。 奇異果是最適合在節日宴席吃的水果。吃正餐後，大家習慣上一道果盤，但其實很多水果都不適合在飯後吃。奇異果恰好相反，空腹吃傷胃，最好是飯後吃，尤其是在有酒有肉的大餐後吃，節日盛宴配上它是最完美的。如果你要為節日大餐準備一些飲料，那麼建議你做奇異果汁。不要用超市賣的果汁，那種裡面都有防腐劑。喝果汁，必須喝鮮榨的才健康。自己做奇異果汁很方便，沒有榨汁機也沒關係。選軟的奇異果，放在碗裡搗碎，根據自己的口味加水和糖拌勻就行了。有了奇異果，年夜飯就能吃得更痛快、也更健康了。奇異果富含蛋白酶，蛋白酶是什麼呢？就是嫩精的原料，可以分解蛋白質。所以它空腹吃，對胃黏膜不利。而飽餐後吃，既助消化又能降脂。宴席上多半有醃臘製品，例如香腸、火腿、臘肉等，它們都含有一定的致癌物質，奇異果可以阻斷這些毒素的生成。過節一定會喝酒，奇異果解酒的效果比眾所周知的柑橘還要好。誰要是酒喝多了，馬上給他來一杯奇異果汁，可以解酒毒，保護肝臟。有糖尿病的人，其他的水果都不能吃，但吃奇異果就沒問題，它不僅含糖量比較低，而且能調節人體對糖的代謝，有防治糖尿病的作用。從唐代開始，中醫就用奇異果來治消渴病。現代的糖尿病，大多數都屬於消渴病的範疇。糖尿病人有陰虛症狀的，經常口乾舌燥的，吃奇異果最合適。過節要守歲，一家人坐在一起看電視，免不了要嗑點瓜子花生什麼的。這些炒貨耗傷人體的陰液，吃多了容易讓人口乾舌燥甚至上火。奇異果是寒性的，可以平衡它們的火性，養陰生津。其實，不管是不是在過節期間，只要哪天你暴飲暴食了，都可以趕快吃一個奇異果，亡羊補牢一下，感覺會舒服很多。

提醒一下，奇異果是清熱降火的，自然也就很寒涼。除非是治病，可以一天吃幾個，否則正常人最多一天吃一個，就足夠達到保健的效果了，千萬不要多吃。腸胃太虛弱的人，如果想吃奇異果，可以把它熬成果醬，或者是搗碎了放在米粥裡煮兩分鐘再吃。奇異果很特別的一點，就是即使經過高溫，它的大多數抗病成分仍然有效。神奇吧！

媽媽介紹的經驗：怎樣挑選好的奇異果

市場上的奇異果有兩大類：一類是紐西蘭奇異果，是從中國傳到紐西蘭以後經過改良的品種，其中有一些是經過基因改造的。紐西蘭原產的據說是有機種植的，品質比較好，當然價格也較高。另一類是中華奇異果，有人工種植的也有野生的。挑選時不要買太大的，那種果實可能施打過膨大劑。最好是選體積小的，這種就是野生的，最天然，價格也特別便宜。不要買表面發黃的，軟的，那種是人工催熟的，不是自然熟成的。奇異果的幼果表面佈滿黃色絨毛，成熟後皮就把毛撐開了，皮的綠色才會顯露出來。所以，表面發綠發亮的才是真正成熟的奇異果。

這種奇異果如果摸起來還是硬的，那就是新鮮的，買回家後可以跟蘋果一起放在冰箱裡，因為蘋果有催熟奇異果的作用，幾天後，奇異果摸起來軟了，就可以吃了

久病必入絡，橘絡幫你通經絡

　　小小的橘絡，看似不起眼，卻能解決你的大問題。病是一點一點得的，健康也是一點一點累積的。不怕步伐邁得小，就怕方向錯誤。只要方向正確，總有一天會走到目的地的。

不上火的秘訣

> 江南有丹橘，經冬猶綠林。
> 豈伊地氣暖，自有歲寒心。
> 可以薦嘉客，奈何阻重深。
> 運命惟所遇，迴圈不可尋。
> 徒言樹桃李，此木豈無陰？

　　《唐詩三百首》以張九齡的四首〈感遇〉開篇，這首寫橘的詩就是其中之一。張九齡身為一代名相，才識超群卻遭到貶謫，其際遇正如詩中所吟詠的橘樹。為什麼提起這首詩來呢？因為我在懷念越來越少見的川紅橘。歷史往往會重複，一千多年前丹橘所受到的冷落，如今又重演了。人們都以為吃紅橘會上火，所以市場上多半是蜜橘，而真正有藥用價值的紅橘卻備受冷落，以至於紅橘中的上佳品種——川紅橘種植量年年減少。如果有一天川紅橘絕跡了，那將是中藥業莫大的損失。要說藥食同源的水果，紅橘是當仁不讓的第一名。每年紅橘一上市，廚房裡的藥房就多了好幾味良藥。為什麼說是好幾味呢？懂一點醫理的朋友都知道，橘子各處皆可入藥，而且都是好藥。單是一個橘子皮，就可以變身為五味藥：陳皮、青皮、鮮橘皮、橘白和橘紅。

橘皮和橘肉之間的橘絡，是中藥；橘子的籽，也是一味藥，叫橘核。橘葉也是常用的中藥。而整個的橘子，連皮帶肉做成蜜餞，也可以當藥吃。再說大家最熟悉的橘肉，它可以潤燥生津，開胃理氣，秋冬季節吃它是再合適不過了。一頓美餐過後，小孩吃個橘子，可以助消化，大人吃個橘子，可以解酒。橘子這麼好，可是許多人怕吃了上火，不敢多吃。其實，這是因為很多人不懂吃橘子的正確方法。這邊告訴大家一個簡單的訣竅，就不用怕吃橘子會上火了。剝開橘子時，會發現在橘子皮和肉之間有一些白色的筋絡，這就是橘絡。每次吃橘子的時候，只要把這些橘絡一起吃下去，就不會上火了。這個方法為什麼管用，要先從吃橘子上火的原理說起。為什麼有的人吃橘子會上火？而有的人吃再多也沒事？ 有人以為橘子性溫熱，所以吃了會上火，其實不然。橘子皮的確是溫性的，然而橘肉卻是偏於涼性的。那麼，為什麼偏於涼性的橘肉反而會引起人上火呢？因為植物的皮和肉本身是一對陰陽。橘皮能燥濕化痰，而橘肉的作用反之，是潤肺生津，多吃可能會助濕生痰；橘皮能順氣，而橘肉則會造成滯氣。橘子吃多了，胃裡就會有濕滯，濕滯鬱積就使得胃的功能失調，造成胃熱，也就是胃火，上攻到頭面，就會產生牙痛、喉嚨痛等上火症狀。而橘絡正好是順氣的，可以破除胃氣的積滯，使它正常地往下走；橘絡味苦，苦味的東西可以解胃熱。所以吃橘子的同時，吃些橘絡就可以預防上火了。

橘絡通經絡，勝似做按摩

橘絡跟橘皮一樣，也是一味中藥，也能順氣、化痰。此外，它還有一樣獨特的作用，那就是通經絡。使用的方法是在煮粥的時候放一些，或者用乾橘絡泡水喝。橘絡長在橘子的第一層果皮與第三層果

皮之間，是輸送營養和水分的管道，所以它有疏通的作用。橘絡的名字中有一個「絡」字，真是名副其實，而它主要疏通的就是絡脈。經絡是人體氣血運行的通道，其中大的叫做經脈，小的叫做絡脈，是經脈的分支。經脈是一條條的線，而絡脈是密密麻麻的網路，把氣血輸送到全身的每一處。中醫講「久病入絡」，一個人要是得了長期遷延不癒的慢性病，在絡脈裡一定會慢慢形成淤阻。所以對於生病時間比較長的人，有經驗的醫生就會考慮加一些通經活絡的藥來進行輔助調理。橘絡就是其中的一種，它對於痰濕淤阻絡脈最有效。中醫所說的痰濕，其實就是人體內排不出去的液體類垃圾。像脂肪肝、高血脂、高血壓、血管硬化、冠心病、乳腺增生、腫瘤、慢性支氣管炎、百日咳、肺結核、體虛肥胖等都是痰濕淤阻造成的病症。不通則痛，淤阻嚴重的情況下還會引起疼痛，比如長期咳嗽造成的胸悶胸痛，而橘絡透過疏通經絡還能起到止痛的作用。可以這樣說：凡是患有現代文明病、或是慢性病的人，吃點橘絡會有好處。它會幫助你疏通身體內各處細微的管道，只要是哪裡的管道長期不通，無論是血管、支氣管甚至乳腺管，都可以多吃點橘絡來保健。橘絡藥效平和，用法沒有太多禁忌，可以拿乾橘絡泡水當茶喝，也可以在煮粥的時候放一些，怎麼方便就怎麼用。只要記住一點：下次吃橘子的時候，不要忽略了裡面的橘絡。雖然一隻橘子只有一點點橘絡，但一點一點累積下來，總會見到效果。「勿以善小而不為，勿以惡小而為之」，這是劉備臨死前寫給劉禪的遺詔。我借用來發揮一下：「勿以藥小而不用，勿以毒小而近之」。

出得廳堂、下得廚房的藥中賢妻 ——陳皮

時間改變一切，多少人和事都禁不起它的消磨，但有些東西卻能在時間的打磨中積累更多的價值：例如古董、例如良醫，例如，陳皮。

如果把中藥比作人，那麼鮮橘皮有點像「野蠻女友」，特立獨行，而陳皮則像賢良的主婦，是夫唱婦隨的典範，它跟什麼性質的藥物搭配在一起，就能相應地產生什麼樣的功效。把吃橘子剩下的橘皮，晾乾保存一年以上，就成了重要的中藥陳皮。陳皮以「陳」為佳，古人認為它放的時間越長，藥效越好，所以有「百年陳皮，千年人參」之說。大多數的藥物放置時間過長就會過期，陳皮卻是越保存越值錢。為什麼呢？因為橘皮在晾乾放置的過程中，所含有的刺激性油脂會逐漸揮發掉，同時透過緩慢的發酵作用產生更多的藥用成分，所以陳皮與鮮橘皮相比，藥用價值更高，用途也更廣泛。橘皮無論新陳都可以改善消化、化痰、止咳、理氣、溫胃，而鮮橘皮偏重於解表和泄下，陳皮偏重於健脾和化濕。它們之間最大的區別是新鮮的橘皮氣味強烈，刺激性更強，入藥有侷限性；陳皮則更加平和，可以與各種中藥配伍，適用的體質和病證範圍要廣得多。陳皮與補藥配伍，能發揮補的作用；與泄藥配伍，能發揮泄的作用；與升散的藥物配伍，能發揮升的作用；而與降逆的藥物配伍，能發揮降的作用。因為陳皮有這個特性，所以在中藥治療中應用得非常廣泛。在很多藥方中，作為「臣藥」來輔助「君藥」，功效明顯，又不會喧賓奪主。古人說它能「統

治百病」，一點都不誇張。陳皮有三大基本功能：理氣、燥濕、和中。理氣是使臟腑之氣暢通，並且流向該去的地方；燥濕是袪除體內的濕邪；而和中是調和中焦，也就是調和脾胃的功能。凡是跟「氣」和「濕」有關的病，如氣滯、氣逆、痰濕、寒濕以及脾胃不和等，都可以用到它。陳皮的功效能通達五臟六腑，上可調理心肺系統的病，如上呼吸道感染、痰多咳喘、胸悶；中可調理脾胃系統的病，如胃痛、消化不良、嘔吐、海鮮中毒；下可調理肝腎系統的病，如乳腺增生、乳癌、脂肪肝、水腫、小便不利、便秘、醉酒等。一般生活中常見的小病，只要是跟呼吸道或是消化道有關的，如風寒感冒、咳嗽痰多、消化不良等，除了熱病之外，吃一些陳皮都會有幫助。有的人早上起來喉嚨裡總有痰，吐不乾淨，去醫院查又查不出有什麼炎症。遇到這種狀況，我就會建議他們每天拿一個陳皮泡水當茶喝。一般的人喝上兩週，嗓子就清靜了。我家上一代傳下來兩個調理感冒的秘方，一個專治高燒不退，一個調理重感冒，其中都用到了陳皮。陳皮不僅幫助發散風寒，還能調和腸胃，止住嘔吐，對於發燒感冒的人是必不可少的一味藥。

🌿 用陳皮做調味料

陳皮作為藥中賢妻，不僅出得了廳堂，還下得了廚房呢。在藥房它是一味重要的中藥，在家裡它是做菜常用的調味料，而且用途也很廣泛，煮粥、煲湯、炒菜都可以用到它。尤其是做魚或肉類料理的時候，最好放點陳皮，做出來的菜不僅好吃，還有很好的保健食療作用。一般我們做葷菜的時候，都會放點薑來去腥味。其實，用陳皮也有同樣的作用。不宜吃生薑的時候，可以用陳皮代替生薑做調味料。很多食療的湯方為了避免過於辛熱，都不放蔥、薑等調味料，而往往選擇

放陳皮。 陳皮作為調味料的作用主要有以下幾點：

1. 去除腥膻味：陳皮的芳香可以去除魚肉的異味。

2. 解魚蝦毒：魚蝦類食品所含的細菌較多，陳皮有一定的殺菌作用，同時能平衡魚蝦的寒性。

3. 增加鮮味：陳皮的苦、辛味與其他食物的味道混合後，有一種特別的香味。

4. 分解脂肪：解除油膩，使肉更容易燉爛，同時也有助於消化。

陳皮做調味料，用法很簡單。做菜的時候，取半個到一個陳皮，掰成幾塊放到鍋裡就行了，放的時機跟香辛料、老薑等調味料一樣。我媽媽在冬天做燉肉的時候，必放陳皮。她用陳皮有一個訣竅，就是事先把陳皮切成碎末，用一個調味料瓶裝好，跟鹽、糖、醬油等調味料瓶一起，放在鍋臺邊。做菜的時候，順手拿起來往鍋裡灑一點，真是太方便了。從保健的方面說，平時吃點陳皮可以幫助降血壓、降血脂，預防癌症、心肌梗塞和腦溢血。為什麼陳皮有這樣的保健作用呢？這就要歸功於它的基本功能：理氣、化痰。中醫講的「氣」，是人體生命活動的動力，人體的新陳代謝全靠它。如果氣滯了，新陳代謝不暢通，廢物排不出去，停留在體內，就會生濕生痰。所謂的「濕」和「痰」，就是沒有代謝掉的濁水和濁物。這種痰濕，輕者是有形的，是可以咳出來的痰；重者是無形的，停留在肝臟，就是脂肪肝；停留在血液，就是高血脂，甚至化為腫瘤。中醫講「百病從氣生」，又說「怪病多由痰作祟」，就是這個道理。而陳皮的功效正好針對「氣」和「痰」。它可以消除氣滯，使氣的運行暢通，氣行則水行，氣行則血行，把一潭死水變成了活水，垃圾廢物也就自然被沖刷掉了。陳皮性溫，它溫和的熱力更加強了化解濁水的作用。 基本上，人的身體到

了這種不甚健康的狀態，多數都跟痰濕脫不了關係。要想保健又怕麻煩，那不妨試試在飲食中時常加點陳皮，舉手之勞，就能收到意想不到的效果。 陳皮用於食療，不用刻意去單獨食用它，最好的方法是把它當做調味料，做菜的時候按需要放一些就行了。例如用陳皮煮粥，就很適合冬天。這道陳皮粥和陳皮牛肉，是我媽媽很喜歡的兩道四川名菜，秋冬季節吃也很合適。下面分別為大家介紹一下。

滋補養人之陳皮粥

　　陳皮是順氣的。本來氣虛的人應慎用順氣藥物。但陳皮配上補益中氣的大米之後，卻相當於一味平和的陳皮人參湯，氣虛的人喝了能補氣。而且大米本身也有一定的補脾、和胃、清肺的作用，放入陳皮之後，效果加倍，脾虛的人喝，能健脾；胃寒的人喝，能和胃；咳喘的人喝，能化痰。陳皮粥的做法再簡單不過了：煮粥的時候放入半個到一個陳皮一起煮就可以了。冬天來了，早上喝點陳皮粥，清香暖胃，又能預防感冒咳嗽。小孩經常喝，能改善消化不良。運動之前喝陳皮粥，有一定的抗疲勞的作用，對於防止運動後渾身痠痛有好處。陳皮粥還有助於運動損傷的恢復，如果扭傷或是挫傷之後一段時間都好不了，除了外敷藥物，還可以每天喝陳皮粥來作為輔助治療，幫助行氣散淤。

辛辣香鮮之陳皮牛肉

　　牛肉補氣，功同黃芪。它補氣的作用很強，甚至可以用來輔助調理中氣下陷。一般常吃的是黃牛肉，它是溫補的，能養氣血，對於虛寒的人很有好處，有健脾益腎之功。牛肉配上陳皮，補而不滯，效果

更好，特別適合有糖尿病、膽結石、腰腿痠軟或是瘦弱乏力的人，一般人吃同樣也有很好的保健作用。陳皮牛肉的作法有各種變種，可以很精緻，也可以很家常。說一下我媽媽用的方法吧，相對來說比較簡單，適合自己在家做。這道菜可以根據各人口味做成微辣的、中辣的和大辣的。

> **原料：**牛肉、陳皮、豆瓣醬、酒釀。比例是半斤牛肉配上一到兩個陳皮，可以用料酒代替酒釀。（如果用料酒，做菜的時候還要再加少許白糖和水，用酒釀就不用加了。）
>
> **微辣口味的作法：**把陳皮和牛肉都切成絲。鍋內放油，開大火，將牛肉絲下鍋爆炒到八分熟，放一些豆瓣醬、下陳皮絲翻炒兩下。加酒釀（或是料酒、白糖、水）、醬油煮一會兒，至湯汁將乾時起鍋。
> **中辣口味的作法：**基本上與微辣一樣，只是不放醬油，而是放兩到三勺豆瓣醬。
> **大辣口味的作法：**除了多放豆瓣醬，在爆炒牛肉之前可以先放幾個乾辣椒。

　　喜歡蔬菜的人，可以放一點時鮮蔬菜，最好是用胡蘿蔔。將胡蘿蔔切滾刀塊，在上述加酒釀和醬油的步驟後入鍋，用中火，跟牛肉一起煮。當胡蘿蔔煮到看不見棱角了，那就是煮軟了，這時用大火收乾湯汁就可以起鍋了陳皮牛肉一上桌，還沒吃，辛辣鮮香的味道就已經很誘人了，特別開胃。陳皮用於食療，有兩點要注意：第一，陳皮食療適用的範圍很廣，但有兩種人要慎用陳皮：有內熱或是氣虛的人，也就是有乾咳無痰、吐血症狀的人不要用，平時特別容易出汗的人則要少用。第二，有的人喜歡用陳皮泡水來當茶喝。如果是為了調理某

一種病，這種方法是可以的。如果是日常保健，還是建議加在飯菜中作為調味料。這樣做有兩個好處：一是如果所用的陳皮不夠陳，含有的揮發油成分比較多，空腹服用對腸胃多少有一點刺激性，做成飯菜就沒有這個顧慮了；第二點，也是最重要的一點，就是陳皮不是獨行俠，它是賢臣，善於輔助其他的藥物發揮功效。把陳皮作為調味料放在菜裡，可以使它的這個特點充分發揮。例如說，用陳皮配大米煮粥，效果就與單喝陳皮水大不相同。用陳皮燉肉，食療的作用又不一樣。這就是一加一大於二的作用。

🌿 自己在家做陳皮

吃過橘子以後，把橘皮放在陰涼處晾乾，然後收起來保存，第二年就可以用了。存放兩三年的陳皮，藥效更好。南方比較潮濕，陳皮容易長蟲發霉，可以每半年拿出來曬一曬。現在的橘子多有施打農藥，最好在橘子剝皮前先用洗米水泡上半天到一天，再沖洗一遍，可以去除農藥。注意：如果是還沒成熟的橘子，皮還是青色的那種，晾曬出來的陳皮叫做青皮，跟普通的陳皮作用不一樣，不要弄混了。青皮是走肝經的，破氣的作用非常強，主要用來調理肝氣鬱滯，不適合一般人日常保健。我媽媽收藏了半櫃子的陳皮，每一袋上都寫著日期，用的時候一目了然，很方便。家裡用的陳皮一直都是自己做，從來沒去藥店買過。不去不知道，有一次，媽媽在外地，急用陳皮，到藥店一看，發現他們賣的陳皮根本不陳，很新鮮，一看就是沒超過一年的，而且其中有些還是柑皮。看似些微的差別，卻會使藥效大打折扣。還是自己做的陳皮放心得多。大家以後吃橘子的時候，可不要再把這老天爺賜的寶貝橘皮給隨意丟棄了。

橘皮小菜入口，胃口不由大開

　　我記得有天早上吹了點冷風，為了散寒，母親特意給我做了這道醬拌橘皮。結果全家人都沾了光，一個個吃得胃口大開，每個人都比平時多吃了一碗飯呢。

　　橘肉人人愛吃，這不用多說，但橘皮往往為人所棄，辜負了它的寶貴價值，所以在此我要不遺餘力地來替它宣傳一下。我母親在吃橘子的時候，習慣先整顆清洗一遍再剝皮。這樣，剝下來的皮就是乾淨的，可以直接使用，剩下的就晾乾做陳皮，比買來的陳皮要好，用起來也方便。現在有些橘子是經過打蠟保鮮的，這樣的橘皮最好不用。當然，現在連可以直接食用的蔬菜都濫用農藥，水果表皮也難免會有些農藥殘留。為了保險起見，可以在剝橘子前先用細鹽把橘皮搓一遍，去除殘留的農藥，再用水清洗。做炒菜用的橘皮，還可以用洗米水泡上幾天。鮮橘皮有溫胃、止咳、散寒的作用，能防治便秘和風寒感冒。做成橘皮糖，秋冬季節在飯後吃一點，可以消食解膩。對於不愛吃糖或是不敢多吃糖的人，如果想要食用鮮橘皮來保健怎麼辦呢？也有方法，那就是把橘皮做成菜來吃。橘皮可以做成各種菜肴，在這裡介紹兩個我家常做的簡單食譜。

醬拌橘皮

　　把新鮮的橘皮切碎，加少許豆瓣醬拌勻，就是一道開胃的小菜。它能解油膩，還有緩解腹脹便秘的作用。做一次，可以吃兩到三天，不用放冰箱也不會壞。我母親屬於胃寒的人，最喜這道小菜。她做的

時候，還會把少許油放在鍋裡燒熱，然後把熱油直接淋在拌好豆瓣醬的橘皮上，這樣更香也更暖胃，還能預防風寒感冒。

炒橘皮

將新鮮的或是晾乾的橘皮用清水或洗米水泡四天，一天換一次水。用的時候，撈出略微擠乾水分，切成絲，就可以用作炒菜的配菜了。可以加時鮮蔬菜如白菜等炒著吃，也可以配鮮肉同炒。為什麼炒橘皮之前要先泡水呢？因為橘皮有苦味，做涼拌小菜少量地吃沒有關係，做炒菜大量地吃口感不好，也過於辛辣刺激，所以要泡幾天水，去除苦味。最好是用洗米水來泡橘皮，這樣可以徹底地去除表皮殘留的農藥。母親說炒橘皮菜要有油氣才好吃，炒肉吃是最香的，而且解油膩。我家做橘皮菜手藝最好的是小姨。她做的肉絲炒橘皮，顏色金黃，香味濃郁，好吃又好看。用之待客，十分別緻。這道菜的做法跟普通的炒肉絲方法一樣，很家常。具體的配料比例和調味料可以根據個人的口味進行調整。

材料：橘皮、鮮肉、蒜苔各適量
作法：先將泡好的橘皮切絲，鮮肉切絲，蒜苔切成寸段，炒鍋燒熱後放油，油熱後先下肉絲，翻炒幾下，烹入料酒，撒少許鹽。放入蒜苔，再入橘皮絲，炒幾下即可出鍋。

孩子咳嗽、食欲不振，就吃「火燒紅橘」

孩子剛感冒時出現輕微咳嗽、食欲不振的現象，但並不嚴重的時候，用不著吃藥，燒個橘子就可以解決問題。這是一個在我家傳了好幾代的小驗方，我給它取了個名字叫「火燒紅橘」。

秋天到了，最讓我期待的時令水果莫過於橘子了。橘肉性味甘酸，入肺經和胃經，能潤燥生津，開胃理氣。秋冬季節吃它是再合適不過了。 秋冬季節氣溫變化大，氣候又比較乾燥，稍不留神，家裡的小孩子就感冒了，咳嗽不停。怎麼辦呢？取一個新鮮的川紅橘，不要剝皮，用筷子在橘子頂部把橘皮戳開一個小洞，灌入一點菜籽油，如果沒有菜籽油也可以用花生油代替。再把橘子放到爐火上用大火燒大約半分鐘，看到油沸騰，橘皮大部分變成黑色就可以了。 剝開橘皮，趁熱連油帶橘肉一起吃下。注意，橘子剛燒好的時候，裡面的油溫度比較高，別燙到了。這樣燒出來的橘子甜甜香香的，對小孩子來說，比苦苦的藥好吃多了，又安全又平和。記得小時候，母親常用這個方法為我和妹妹治咳嗽，我們都很愛吃。小孩生病，一般都先表現在呼吸道和消化道。只要看到孩子一出現咳嗽、食欲不振等早期症狀，馬上做這道火燒紅橘，基本上就可以藥到病除了。這個驗方裡，加油的原因是油有潤燥滑腸的作用，利於潤肺止咳和透過大腸排出病毒。為什麼加菜籽油最好呢？因為菜籽油不僅潤燥，還有一定的散寒解表作用。菜籽油在南方比較常見，是家庭常用的食用油。它的特點是耐高溫，煎炒

烹炸都可以用。在北方可能有些地方買不到，如果沒有菜籽油，用其他的油也完全沒問題，但最好不要用橄欖油或芝麻油，因為這兩種油不耐高溫。　在火上燒烤，是因為橘肉微涼，烤熱食用則不會傷胃。同時，橘皮的部分有效成分經過火燒析出滲入橘肉，也加強了療效。　為什麼說這個藥方適宜小兒呢？一是因為它比普通的藥好吃多了，小孩容易接受，二是因為它性子特別平和，而小孩臟腑嬌嫩，用藥宜輕，點到為止就好，不能急於求成。大人當然也可以用這個藥方，但最好用於輕微的感冒咳嗽，如果痰多咳喘，則不能見效。橘子的品種很多，入藥以產自四川的川紅橘效果最好。如果買不到，用其他品種的橘子代替也是可以的，只是效果相對來說會弱一點。川紅橘很容易辨認，它跟市場上一般的蜜橘、蘆柑之類有明顯的區別。這種橘子最明顯的特徵是皮為鮮紅色，有核。跟其他品種的橘子相比，其芳香更濃郁，皮比較鬆，很好剝開，裡面的橘絡多而長。川紅橘中，最好的品種叫「大紅袍」，個頭比一般的紅橘大，顏色鮮亮，品質最佳。從前川紅橘產量較低，身價一度很高。記得小時候在上海見過專供出口的品種，標價是其他橘子的六七倍。後來各地大量種植，結果有一段時間供過於求，氾濫於市，價格跌得很低。加上紅橘藥效較強，人們不瞭解，以為吃多了會上火。即使在產地，聽說如今也不如蜜橘、蘆柑之類暢銷了。如此佳果，可惜無人賞識，張九齡若是重生，恐怕要為它再寫一首〈感遇〉了。

讓孩子健康地吃甜食──消食防病的橘皮糖

　　橘皮是開胃的，很容易不知不覺就吃多了。聽母親說，我小時候有一次生病，她做了一大盤橘皮糖，放在桌上，讓我去吃。我誤解了，以為她讓我把整盤都吃掉。這麼好吃的東西都歸我了，我多開心啊！於是努力地把一盤子橘皮糖吃得乾乾淨淨。結果當然是吃怕了，有好幾年都不敢看見這個東西。直到現在，母親提起這事，還在笑個不停呢。

　　小孩子最容易得的病就是咳嗽和發燒，讓很多媽媽備感頭痛。天氣一變冷，媽媽們更是緊張，每天給孩子穿得厚厚的，唯恐著涼。其實，寒冷充其量只是個誘因。一般小孩子生病，還是因為飲食的方面，尤其是吃太多甜食。中醫常說肺只是貯痰之器，脾才是生痰之源。這個脾當然不是指具體的脾臟，而是人體消化系統的一部分。小孩的脾比較嬌氣，飲食一有不當很容易傷脾，產生痰濕。小孩的陽氣旺，身體的防禦機制比較敏感，有任何一點不好的東西都會積極地往外排，尤其是小嬰兒，這時候即使沒有外感的因素也可能會咳嗽，或是發燒。如果再感受些外邪，那就更是火上加油了。現在的孩子普遍吃甜食過多，引起了許多問題。除了容易發燒咳嗽，還造成了孩子不愛吃正餐、蛀牙等一系列問題。特別是大多數糖果都含有香料和色素、蛋糕上的人造奶油含有反式脂肪酸，都是影響孩子健康的大敵。不過，喜歡甜味是孩子的天性。做父母的人都瞭解孩子對於糖果的狂熱，很難管住他們的小嘴。既然我們不可能不讓孩子吃甜食，那就儘量選一些有益

健康的吧。例如用橘子皮做成蜜餞給孩子吃，既是可口的零食，又是保健佳品。橘皮能助消化，還能防治風寒感冒。但新鮮的橘皮有些辛辣，孩子可能吃不下去。把它做成蜜餞，緩和了辛辣味，還增添了潤肺的作用。橘皮糖的做法十分簡單，很適合在家中自製。將白糖加少量水，放入鍋中燒化，再把洗淨切成絲的紅橘皮放進去煮幾分鐘就好了，可以長期保存。如果想做得精緻一點，可以參考以下我母親介紹的私房做法。

原料：新鮮橘皮、白糖，二者用量比例為 2：1。
作法：
1. 取新鮮的橘子，不要剝皮，先洗乾淨。
2. 用刷子或鋼絲球蘸上細鹽，仔細地擦拭橘子的表皮，然後沖洗一遍，再將橘皮剝下切絲。
3. 鍋內放入白糖和少許清水，水量以沒過白糖為度，小火煮一兩分鐘至白糖溶化。
4. 放入橘皮絲繼續煮幾分鐘，同時用筷子攪拌。
5. 準備一碗冷開水，當鍋內的糖水冒出大的氣泡時，試著用筷子挑起幾絲帶糖的橘皮，放到水碗裡。如果糖溶化了，表示還要繼續煮；如果糖凝結成絲，表示火候已足，即可關火起鍋。
6. 準備一個大盤子，撒上一層白糖，把鍋裡的橘皮糖用漏勺盛到盤子裡，用筷子迅速攪散，放涼，橘皮糖就大功告成了。

這邊來解釋一下，為什麼要用細鹽擦橘子皮呢？原因有二：一是搓破表皮的油脂細胞，使揮發油析出，緩解橘皮的辛辣，避免對胃的刺激；二是進一步清除表皮可能含有的農藥。也可以把橘皮事先用水泡 24 小時，中間換幾次水再做。這樣做出來的橘皮糖沒有苦味，吃起來口感更好，不過食療的功效就會相對差一些了。橘皮糖偏溫性，

最宜秋冬季節。經常給孩子吃橘皮糖，滿足了孩子吃糖的願望，同時又對孩子脹氣和傷風感冒起到一定的預防作用，可謂一舉兩得。當然，大人同樣可以吃，也可以用橘皮糖泡水當茶喝，還能緩解便秘。尤其是在飽餐之後，吃幾絲橘皮糖，能幫助消化，讓胃裡舒服。 提醒一下：橘皮糖也是糖，注意不要吃太多了。

甜黃泥——增長孩子智力的甜品

小時候，家裡請客，最受小孩歡迎的是母親做的一道甜品——甜黃泥。黃澄澄的一盤，隆重地端出來，還沒上桌，香甜的氣味就飄了一屋，滿桌的孩子都開始流口水了。

甜黃泥吃起來又香甜又柔軟。母親說它能補腦，小孩吃了會變聰明，我們吃得就更高興了。只要是有了這道菜，那一天吃飯就像過節一樣開心。 甜黃泥的做法：

材料：雞蛋十個
作法：將蛋黃和蛋白分開，只取蛋黃。把蛋黃攪散，鍋裡放豬油，下白糖，等糖溶解後倒入蛋黃液，迅速攪拌成泥狀，然後起鍋。

分蛋黃和蛋白有兩種辦法：一種是在雞蛋的兩頭各打一個孔，然後從一頭吹氣，把蛋白吹出來，剩下的就是蛋黃，這樣分得最乾淨；一種是簡單的方法，把雞蛋打到盆裡，用勺子把蛋黃取出來就行了。

甜黃泥能養心、補腦

這道甜品是外公家的私房菜之一。多年以前，外公教母親做的時候特意囑咐：我們家的傳統，這是給小孩吃的，老人不要吃。用現在流行的營養學觀點來看，蛋黃含大量卵磷脂，促進大腦發育，增長智力，所以要給孩子吃；蛋黃含高膽固醇，故老人不宜。不過，幾十年前，人們還沒聽說卵磷脂和膽固醇這些名詞。前輩的經驗，是從中醫理論

中來的，比單純的營養成分分析要全面得多。這道菜中，蛋黃固然是主要原料，豬油、白糖也都是有作用的，如果把豬油換成其他油，白糖換成其他糖，那效果就不一樣。 雞蛋黃是養心安神的，養心就是養腦，安神實際上就是為腦神經補充營養。小孩為什麼天性愛動不聽話，就是因為他們的副交感神經還沒發育成熟，還在生長。神經得到的營養不足，孩子就容易過動或者情緒不穩定。男孩比女孩調皮，也是因為他們的神經發育要晚一些。如果孩子的心神安定，就會比較聽話，注意力集中，學習能力強。

豬油是滋陰潤燥的，能清肺火。小孩容易在肺經有積熱，積熱到一定程度就會表現為乾咳、皮疹或者便秘。豬油潤燥，既潤滑腸道，也融解毒素，讓這些熱毒透過大便排出體外。這道菜一定要用豬油才香，用植物油就遜色許多了。實在不願意吃豬油，可以用黃油代替。少量的白糖，也是清肺火的，能止咳生津。白糖與紅糖性質不同，紅糖是溫性的，而白糖可以清熱。蛋黃、豬油、白糖，這三樣東西還有幾個相同的作用：都是補脾胃的，都能滋潤臟腑，去風燥。豬油、白糖是涼性的，可以平衡蛋黃的溫性。所以說，甜黃泥為什麼是特別為小孩準備的，就是因為它不僅有助於孩子的智力發育，也有助於孩子的神經發育，還有助於孩子的身體健康。特別是調皮好動、乾瘦、怕熱的孩子，吃這個更好。

甜黃泥能安胎、催乳

其實，甜黃泥不僅對孩子好，也對媽媽好，因為它還是孕婦、產婦的保健食品。 孕婦吃甜黃泥，有安胎的作用。孕婦身體虛弱，胎動不安，或有輕微的漏血現象的，都可以吃。蛋黃是補血的，它的作用，

相當於中藥中有名的安胎藥阿膠。阿膠的作用當然更強，但阿膠非常滋膩，吃多了很難消化。蛋黃則沒有這個問題，可以常服久服。 孕婦吃甜黃泥，對寶寶的智力發育也很好。現在為了促進胎兒的大腦發育，多鼓勵孕婦補充卵磷脂。蛋黃的卵磷脂含量在所有食品中是最高的，再加上豬油，更能促進人體對卵磷脂的吸收。而做成膠囊的那種卵磷脂大多是從大豆中提煉的，營養作用是比不上蛋黃卵磷脂的。 產後體虛，也可以吃甜黃泥來補益精血，還有催乳的作用。

🌿 甜黃泥調理口角炎和口腔潰瘍

從營養成分學的角度來說，蛋黃含有豐富的維他命 B2（又叫核黃素），蛋黃的黃色就是這麼來的。而口角炎和口腔潰瘍的病因正是維他命 B2 缺乏。從中醫的角度來說，口角炎和口腔潰瘍是心火上炎的緣故。蛋黃養心，豬油、白糖去風熱，加在一起就可以平息心火，這三樣又有生肌長肉的作用，能促進潰瘍癒合。中西方理論，講的都是一回事。想一想，缺乏維他命 B2 的原因是什麼？ 如果你去醫院看病，醫生會囑咐你補充維他命 B2 片，多攝取含維他命 B2 豐富的食物。聰明人就會思考，我每天吃的都是這些東西，為什麼以前沒事，現在突然缺乏維他命 B2 了呢？其實，一般飲食中的維他命 B2 已經足夠正常人的需要了。維他命 B2 缺乏，多數情況下是心情煩躁緊張造成的。人體是不會儲存維他命 B2 的，必須每天補充。而人在緊張的時候，會大量消耗維他命 B2。這樣一來，維他命 B2 就不夠用了。 所以，口腔潰瘍的根源來自於煩躁和緊張。煩躁和緊張影響人體的表現，就是心火上炎。蛋黃能安神，消除煩躁的情緒，心火自然就退了。

🌿 老人不宜吃甜黃泥

為什麼老人不宜吃甜黃泥呢？這並不是因為膽固醇的緣故。蛋黃含的膽固醇，是好膽固醇，不需要擔心。主要的原因是：做甜黃泥，沒有蛋白，只取蛋黃，又加上了豬油和白糖，它的營養，是有所偏重的，並不適宜於所有人。這道菜偏於補「形」，也就是補益人的精血形體。對於身體正在成長的小孩、孕婦或者體虛瘦弱，需要加強營養的人來說，效果非常好。老人新陳代謝緩慢，營養過剩反而不好。同理，體虛肥胖的人，吃這個也不行，會更加發胖。不過，老人們也有別的美食可享──做甜黃泥的時候，我們不是只用了蛋黃嗎？剩下的蛋白怎麼辦？它們也有大用處，要用來做跟甜黃泥配套的湯品的。而這道湯品，就是專門孝敬老人的──雞酪湯。

雞酪湯──孝敬老人的補氣養神湯

外婆教我們，只要是喝雞湯，就要講究清鮮，什麼調味料都不要放，包括鹽。不要放菇，更不要放味精。

吃甜黃泥的時候，必喝一道湯，這道湯叫雞酪湯，是用做甜黃泥剩下的蛋白來燒的。甜黃泥是給孩子準備的甜品，而雞酪湯就是專門孝敬家中長輩的湯品了。甜黃泥的做法十分簡單，雞酪就要費工費時得多；畢竟是孝敬用的湯品，當然要做得非常精細講究。

材料：蛋白十個（做甜黃泥剩的），雞胸肉二兩，雞湯，豌豆苗（或萵筍葉或生菜）。
作法：
1. 用筷子將蛋白攪打成泡沫狀，直到筷子豎立在盆中不會倒為止。
2. 雞胸肉用刀背捶茸，切成碎末，越碎越好。
3. 雞湯燒開，把雞肉茸放下去攪散，使湯變濃。
4. 把打好的蛋白倒進湯裡攪散，使其呈豆花狀就關火。
5. 把生的豌豆苗洗淨放在湯碗中，倒入滾湯燙熟菜葉，雞酪湯就完成了。

訣竅：雞肉一定要用刀背捶，不然切不成茸狀。

這道湯上桌非常好看，雞湯是清的，豆苗是綠的，蛋白是白的，一團一團像雲朵一樣飄在湯面上，很有賣相。雞酪湯的口味突顯的是「清鮮」二字。配菜用豌豆苗是最好的，豆苗特有的清香味跟雞湯是完美搭配。千萬不可用味道較濃的菜如菠菜、茼蒿來配，否則就會掩

蓋湯的本味。 雞酪湯最大的特點是「吃雞不見雞」，因為雞肉都化在湯裡了，嘗著鮮，吃下去對腸胃沒負擔，對牙齒和消化功能都比較弱的老人是很合適的。雞肉和蛋白都是補的：雞肉補虛，蛋白補氣，雞肉和胃，蛋白潤肺，雞肉養陽氣，蛋白清虛火；雞肉性溫，蛋白性涼，合在一起是一道十分平和的補品，不膩不燥，極養脾胃，又能增強人體的免疫力。老年人喝這道湯，最能養身。在雞肉中，雞胸肉補虛勞的作用最突出，再加上提神的蛋白，這道湯提氣、抗疲勞的作用很好，對平時感覺氣短乏力的人很有好處。老年人容易皮膚乾燥，雞胸肉和蛋白還有潤澤皮膚的作用，能減少皮屑和搔癢。注意：雞酪湯有固表的作用，平時喝可以增強抵抗力，但正在感冒發燒的時候不要喝，以免把寒邪關在體內。感冒的時候要喝解表藥，把病邪散發出去。

薤家姊妹花——
開胃健脾的藠頭和延年益壽的苦蕒

藠（ㄐㄧㄠˋ）頭上面帶有根鬚，一般做菜都棄之不用。摘下來的根鬚，如果是特別粗胖的那種，以前外婆會留下來，加點鹽醃一下，涼拌著吃，能通氣助消化，吃起來有點辣辣的。外婆美其名曰「龍鬚菜」，我倒想叫它「菜根香」。古人說，咬得菜根，百事可做，指的大概就是這類東西。

《黃帝內經》裡有一段著名的關於飲食保健的文字：「五穀為養，五果為助，五畜為益，五菜為充，氣味合而服之，以補精益氣。」 其中提到了古人常食的五種蔬菜。還說五菜分五味：「五菜：葵甘，韭酸，藿鹹，薤苦，蔥辛。」「薤苦」，五菜中所說的苦味的薤，詞典上解釋是藠頭，其實不盡準確。藠頭與苦蕒，是薤菜在上千年的種植過程中所分化出的不同品種。藠頭經過長期家養馴化，滋味更美，但性狀和作用與古人所描述的薤，已經有所區別。古人所吃的薤，當更接近於苦蕒。苦蕒現在似乎南方人吃得比較多，北方比較少見到。在古代卻是普遍食用的，因為古人認為吃苦蕒能延年益壽，把它比為菜中的靈芝。

藠頭與苦蕒的功效有區別，入藥必須用苦蕒

藠頭是蔬菜，而苦蕒既是蔬菜，又是藥材。中藥中有兩味藥，一個是薤葉，就是苦蕒的葉子；一個是薤白，就是苦蕒頭。苦蕒和藠頭從外形和味道上都很容易區別：苦蕒和藠頭的葉子都有點像小蔥葉，

中間是空心的，與蔥葉不同之處是有棱。薤頭的葉子比較粗大，而苦薤的葉子比小蔥葉還細。古人用薤葉上的露水易乾來比喻人生的短暫，可能就是因為苦薤的葉子在五菜中最為纖細。苦薤和薤頭，一般來說是吃它們的鱗莖，也就是葉子根部的白頭。苦薤比較小，圓圓的，有點像迷你型的洋蔥；薤頭比苦薤大，是長圓形的。薤頭是辣的，而苦薤的味道有點苦。薤頭和苦薤出自同門，有些作用是相似的，比如都可以消炎抗菌、行氣活血、開胃、助消化。因此，薤頭與苦薤常常被人混為一談，甚至有資料將薤白誤以為是薤頭。其實這兩者功效有區別，入藥必須用苦薤，不能以薤頭代替。薤頭偏重於引氣外散，能散寒、通竅、行氣，排出腸胃濁氣；苦薤偏重於引水下行，能化痰、平喘、祛濕，祛除脾胃濕濁。薤頭宣洩肺經和大腸經的邪氣，上能防外感，下能通便秘；苦薤化解心肺和脾胃的水濕，上能緩解胸悶心痛，下能減輕寒氣腹痛，既能通便，又能調理慢性腸炎。舉例來說，對於呼吸道疾病，薤頭預防風寒感冒，苦薤調理慢性支氣管炎。對於消化道疾病，薤頭緩解腹脹，苦薤減輕胃痛。對於皮膚損傷，薤頭外敷消炎防感染，苦薤外敷散瘀消水腫。薤頭辛辣脆嫩，使人胃口大開；苦薤滋味較平淡，還有苦味，不如薤頭吸引人，但藥食兼用，調理保健作用更強。可以這樣說，用薤頭做的菜，是開胃的美食；用苦薤做的菜，則是地道的藥膳。

薤頭食譜

　　記得小時候每天都吃薤頭和苦薤泡菜。這兩樣真是泡菜的好原料，可以久泡而不軟，泡一次能吃很長時間。薤頭可以做成鹽水泡菜，也可以做成糖醋泡菜。糖醋薤頭特別好吃。如果不方便做泡菜，也可以

把它做成涼拌菜。鮮薑頭用刀拍破，放點鹽醃一會兒，就可以直接吃了。想加點調味料也行，醬油、醋、糖、辣椒、花椒等都可以加。這道小菜是很開胃的。薑頭炒回鍋肉是一絕，把整株的薑頭連頭帶嫩葉斜著切成寸段來炒，比普通的蒜苗炒回鍋肉風味更勝一籌。

🌱 苦薑藥膳

1. 腸胃保健吃酸苦薑

苦薑適合做酸味的鹽水泡菜。它有苦味，需要單獨醃漬，以前家裡泡苦薑有專用的罎子。用玻璃的罐頭瓶子也行。腸胃比較弱，容易得胃痛、腸炎，消化不良的人，一定要試試苦薑泡菜，每天吃幾個，腸胃慢慢地就調理好了。母親還教我一個調理胃氣痛很有效的食療方，是用苦薑來煎蛋。

材料：雞蛋一顆、新鮮苦薑十幾個
作法：把蛋打散，苦薑切碎，放到蛋液裡調勻，撒一點鹽，下鍋用油煎，蛋液凝結後加一點水煮熟即可。

苦薑能溫中通氣，雞蛋能補中益氣，配在一起，可以養胃，對於緩解氣滯或是飲食停滯引起的胃痛有效果。

2. 苦薑燉豬肚——孕婦的食療方

苦薑燉湯吃，作用更為溫和。苦薑單吃是苦的，但是用它燉出來的肉湯來卻不苦。母親說，苦薑沾了油就不苦了。這是因為苦薑的苦味有降氣的作用，而肉食有補氣的作用，苦薑解除了肉食的油膩，肉食中和了苦薑的藥性。因此氣虛的人不能多吃泡苦薑，而燉苦薑就可以吃。苦薑燉鴨或內臟都不錯。苦燉豬肚是非常好的藥膳方。母親說，

孕婦在懷孕的最後兩個月內，吃苦蕒燉豬肚，有利於順產。苦燉豬肚的做法如下：

> 材料：豬肚一副，新鮮苦蕒三兩。
> 作法：把苦蕒放進豬肚，用線縫合。冷水下鍋，大火燒開後轉小火燉熟。然後連湯帶苦蕒和豬肚一起吃。

此方不能放薑，薑會影響藥膳的作用。 吃的時候可以少放一點鹽調味。鹽不能在燉湯的時候放，否則豬肚會變硬。苦蕒燉豬肚有養胃的功效，脾胃虛弱的人也可以吃。它跟苦蕒煎雞蛋效果不同，比較溫和，主要是養胃，促進潰瘍癒合。苦蕒煎雞蛋調理作用更強一些，主要是理氣止痛。

3. 苦蕒葉炒蠶豆健脾利濕

新鮮的苦蕒葉也可以吃，有理氣的功效。苦蕒葉切成段，炒著吃，有一種特殊的香氣，與蔥和蒜苗都不一樣。苦蕒葉炒新鮮蠶豆是最佳的搭配。蠶豆吃多了容易滯氣，配上苦蕒葉一起吃，就可以消氣了。

🌿 常吃苦蕒，養心防衰老

苦蕒是養心的，能溫通心陽，疏通血脈，降血脂，防止動脈硬化，是調理心臟病的食療上品。凡是心臟功能不好的人，平時感覺胸悶、心區痛的人常吃苦蕒，會很有幫助，可以預防冠心病、心絞痛甚至心肌梗塞。苦蕒能健胃，治胃炎、胃痛，尤其是對於腸胃有寒濕停滯不化，導致胃滿、腹脹等有特效。苦蕒不僅養心健胃，對五臟六腑都有好處。古人很早就發現吃苦蕒能延年益壽，所以把它比喻為菜中靈芝，認為苦蕒能使人輕身耐饑，百病不生，宛如神仙一般。 歷代文人講究

養生的，從杜甫、白居易、蘇東坡到陸遊都愛吃它，並留下讚美的詩文。蘇東坡的弟子張耒，很懂養生之道，是著名的《粥記》的作者，也十分推崇苦蕒的保健功效，甚至親自在家裡種了上百株蕒菜。他寫的一首詩特別能代表古人對蕒的認識：

蕒實菜中芝，仙聖之所嗜。
輕身強骨幹，卻老衛正氣。

蕒能「輕身」，實際上是因為苦蕒有降血脂、減肥的功能，血脂降下來，濕濁排出去了，人自然就「無濁一身輕」了；「強骨幹」，是因為苦蕒能預防骨質疏鬆；「衛正氣」，是因為它能消炎抗菌，增強人的免疫力。說苦蕒「卻老」，就是延緩衰老，也不是誇張。苦蕒有抗氧化作用，能排毒淨化血液。最關鍵的就是它能「養心」。心臟是五臟六腑中最重要的器官，《內經》早就說過，心為君主之官，主明則下安，以此養生則壽。主不明則十二官危，以此養生則殃。心有問題，不能正常地給全身供血，五臟六腑都好不了。心臟健康，身體才能健康。只要保持一顆年輕的心，人又怎麼會老呢？

腎盂腎炎的食療方

膏粱厚味令人病，粗茶淡飯宜長生。古聖所傳，的確是至理名言。

有一天，朋友的太太傳簡訊來，說朋友昨晚發燒，去醫院急診，診斷為腎盂腎炎。這位朋友身強體壯，喜愛運動，生活規律，這病來得有些突然。原來他兩星期前就發過一次燒，尿中帶血，當時並未在意，也沒告訴家人。之後再次發燒，這才去了醫院。

朋友聽到這病沾上一個「腎」字，心裡不免有些疙瘩，跟太太嘀咕：「會不會引起腎虛啊？」

他的太太在電話裡把這個問題丟給我，我一聽笑了，跟她說：「你們放寬心，在中醫看來，腎盂腎炎不是腎病，而是膀胱系統的問題。一般來說，女性得腎盂腎炎的比較多，因為女性的生理構造特殊，如果沾染了不潔之物，就會使膀胱系統受到外來病毒的感染。而男性相對來說，不太容易受到外部的感染。

我問了病情，知道朋友的症狀很嚴重，發燒、尿痛尿頻、尿液混濁、淋漓不盡，叩擊雙側腰部有痛感，左側更甚，而後腰正中不痛。血檢白細胞增加，尿檢紅白細胞 3+。這些都符合腎盂腎炎的症狀。

另外，朋友的太太還說腰痛喜按，食欲尚可，稍有便秘，面色發白。舌尖和左側舌根部都正常，而右側舌根部舌苔厚膩。

綜合了這些情況，我分析應該是肝膽濕熱，下注膀胱引起的。

果然，他太太說上週他下巴長了些像濕疹一樣的東西，位置在嘴角左邊及左下方，右邊也有一點。看來身體早就發出了警報，提示下

焦受到濕毒侵擾。

我分析他的病多半是從飲食上來的。大概是多喝了些酒，吃了些魚蝦蟹類食物，在體內產生了濕熱濁毒。發病前可能疲勞過度，或是受了些風寒，身體抵抗力下降，濕毒乘機侵襲下焦，導致發病。

我問了一下，的確如此。兩週前朋友去歐洲某地出差，那個城市素以美酒和美食著稱，他自然不會錯過。回家後他又馬不停蹄，立即飛回老家省親。親人朋友見面，又是一番豪飲，還吃了大量的海鮮。上週末還去公園跑步，天熱，跑得滿頭大汗，回來狂吹電扇。

飲食失調，奔波勞累，感受熱邪風寒。如果是腸胃虛弱的人，病邪在中焦的時候就早生病了。這樣倒好，透過腹瀉嘔吐可以將病菌排泄出去。他的身體強壯，一開始表現不出症狀，直到病邪侵犯下焦，才發病。治療又不及時，導致腎氣受傷。幸好這次生病主要是外因引起，只要治療得當，後期好好調理一下，應該不會轉為慢性病。

在醫院已經打了抗生素急救，現在停用會產生抗藥性。無奈，只能繼續用抗生素至少七天。我和他們說，如果一開始不用抗生素，用食療方法也可以調理。去市場買一些新鮮的魚腥草涼拌生吃，吃幾天就好了。如果買不到新鮮的魚腥草，到中藥行買乾品也可以。每天煮水或是用開水沖泡當茶來喝，效果也不錯。魚腥草清熱解毒，可以消炎、抗病毒，對付白血球值升高，是天然的抗生素，而且它的藥性上中下三焦都到。媽媽說以前他們只要遇到風熱感冒或是泌尿系統感染，一定會用魚腥草來調理。朋友雖然用了抗生素，但那只是治標的辦法。同時還是可以吃一些魚腥草，清一清內熱。

不過每天打點滴和服用抗生素，肝和胃的負擔有些重。要注意保養，一是多睡覺，臥則血歸於肝，可以平息肝膽之火；二是清熱的同

時要注意保護胃，吃清淡好消化的飯菜，避免過度服用寒涼之物。

關於飲食，腎盂腎炎的病人可以多吃點利尿的食物，儘快把濕毒給排出去。如果小便時會刺痛，食物要選偏鹼性的，因為小便痛是尿酸過多刺激的，調節體液，就會緩解了。

中醫的一大優勢就是非常注重未病先防和既病防變。所謂既病防變，就是不單只治療現在的病，還要考慮到由這個病可能引起的其他病症。在上班族群中，生活方式類似這個朋友的大有人在。對於這些人來說，不僅要注意預防急性腎盂腎炎，更要小心痛風的危害。為什麼呢？因為過食肥甘厚味，長期濕熱內蘊，很容易發生痛風病。就拿朋友來說，從小生長於海邊，又曾長居海外某濱海都市，吃了幾十年的海鮮，又愛喝酒，屬於高危險群，一定要開始提前預防。這次的腎盂腎炎正是身體給的一個預警。

第5章

媽媽傳給我的食療秘方

神奇的退燒秘方——
蠶砂竹茹陳皮水

兒子去年冬天得了一次感冒，夜裡燒到 39℃，吃什麼吐什麼。我給他喝了一小杯蠶砂竹茹陳皮水，第二天早上他就像沒事一樣，很有精神地上學去了。

我的曾外祖父傳下來一個退燒的秘方，全家幾代人一直在用，效果十分神奇。母親年輕時候，有一次因為急事走了三十多里路，當時正好是冬天，吹了一路冷風，回家就發高燒了，還鬧頭疼。那時父親在跟母親談戀愛，見她燒得厲害，十分著急，外婆很鎮定地給媽媽吃了一劑自己配的退燒藥，第二天早上她就神清氣爽了。

父親親眼目睹此事，感覺不可思議的神奇，從此以後對我家的祖傳醫術深信不疑。母親常常得意地跟我們說：「這麼多年來，不管我給你爸爸端上一碗什麼東西，他問都不問，就一口喝下去，因為他太相信我們家的醫術了呀！」這個退燒的藥方其實很簡單，一共只有三味藥：蠶砂、竹茹和陳皮。蠶砂雖然是中藥，但是日常生活也常用到。它可以做成蠶砂枕頭，好多店家裡都有賣，睡覺用這種枕頭可以清肝明目。蠶砂枕頭裡邊裝的一粒粒黑色的像小沙粒一樣的東西就是蠶砂。

蠶砂又叫做蠶矢，就是蠶的糞便。聽起來有些不潔，其實養過蠶的人都知道，蠶是非常乾淨的動物，它的一生都待在養蠶的竹匾裡，只吃新鮮的桑葉，完全不沾人間塵土。所以蠶砂其實就是桑葉的殘留物，沒有什麼異味。

蠶砂入肝經，可以祛風、活血；入脾經，可以燥濕、止瀉；入胃經，可以和胃、化濁。這些作用綜合起來，在這個方子中，就能退燒、止吐，還能解除由於感冒發燒引起的頭痛和全身疼痛。

竹茹，一般人可能聽著陌生，其實它就是竹子的中間層。把竹子最外面一層綠色的皮刮掉，露出裡邊青白色的部分，把它一條條刮下來晾乾就是中藥竹茹了。竹茹的作用是清火，而且是清上面的火。竹茹可以清心火，涼血；可以清肺火，化痰；可以清肝火，除煩；可以清胃火，止吐。用在這個方子中，能加強退燒、止吐的作用。

而陳皮呢，它能解表、溫中散寒，就是說它既能散風寒、化痰、止咳，調理上呼吸道感染，又能溫胃、止吐，緩解消化不良。竹茹是偏涼的，配上溫性的陳皮，寒熱就平衡了。

不知你有沒有注意到，這三味藥有一個共同點，那就是可以止吐。其實，它們是透過各自不同的藥性，來幫助脾胃恢復其功能。

輕微的感冒，只出現上呼吸道症狀，病在肺。而到了發燒的程度，病已經深入一步，到了胃。發燒的時候人一般都沒有食欲，感覺胃裡不舒服，甚至噁心嘔吐。所以退燒並不是關鍵，關鍵是治療脾胃，把病邪驅趕出去，這樣燒自然就退了。竹茹、蠶砂、陳皮都是常用中藥，隨便找個藥房都可以買到，陳皮還可以自製。這三味藥都耐貯存，可以放很久也不變質。買來以後，放在家裡長期備用，一般症狀輕微的感冒發燒就不用看醫生，自己煮點藥水就可以了。底下是蠶砂竹茹陳皮水的煮法，在家自製相當方便：

材料：竹茹、蠶砂、陳皮各 10 克。
作法：把陳皮洗淨，和蠶砂、竹茹一起放入鍋中，加冷水煮。水開以後再煮三分鐘即成。

一般的人喝一次就可以退燒。嚴重的可以喝兩到三次，完全退燒以後就不用再喝了。太小的嬰兒，一次喝不了太多藥水。最好是把一碗藥水分成幾次餵，每 4 小時餵一次，至燒退為止。

這個方子中的幾味藥物都很安全，小孩、老人都可以放心地使用。

兒子上幼稚園，老師誇他身體好，不請病假。其實，小孩子哪有從不發燒咳嗽的？他也生病，只不過藥對症，好得快就是了。

大人用這個方子基本上也是一劑見效。幾十年來，我們給許多發燒的人用過這個藥方，幾乎沒有超過三劑的，比吃退燒藥和打點滴的效果都好，又沒有西藥的副作用。

幾年前，母親到上海探親。有一天在路上走，那天空氣很髒，不小心嗆了一下，當時就咳出血來，回去就倒下了，頭疼、發高燒，燒得昏昏沉沉的，起不了床。上海的親人嚇壞了，用輪椅把她推到醫院檢查。醫院診斷為肺炎，給她施打青黴素，連打了幾天點滴都沒能退燒。過了幾天，母親清醒一些了，自己去中藥房買了點蠶砂、竹茹和陳皮，吃了一劑燒就退了，又吃了兩次加強一下，就完全好了。

去年，母親無意間說起這件事。我一邊責怪她當時沒有通知我，一邊奇怪她為什麼一開始沒用家裡的方子。她開朗地一笑：「以前我就說過嘛，老師教不了自己的孩子，醫生治不了自己的病。當時我燒得頭都昏了，完全沒有意識，只能任由人家擺佈了。」

我卻沉思起來：母親用這個藥方調好了許多人，關鍵時刻自己卻沒用上，白白在醫院受了幾天罪。如果大家都瞭解這個藥方的神效，人人都能用，這事就不會發生了。這些祖傳的秘方藏在家裡太可惜。作為後代兒孫，傳承、發揚它們是我義不容辭的責任。若能讓更多的人免除疾病的痛苦，那真是無量功德了。

專治肺熱咳嗽的偏方──橘葉燉肺

母親年輕時候，還會出城去，自己動手採橘葉作藥。現在找不到橘林了，但她也有自己的一套辦法：從市場買回來的新鮮橘子上有時候會帶有兩三片葉子，母親把這些葉子收集起來晾乾，經過一個秋天，居然也攢了一大袋子了，看著頗有成就感。

記得小的時候見過橘林，印象很深刻。橘樹不高，有點像灌木，葉片綠油油的，好像打過蠟一樣，橘花是白色的，綠白相間，看起來十分淡雅，而香味卻很濃烈。一般的植物，開白花的都香，而橘樹不僅花香，連葉子也是香的，真是難得。

橘葉都曬得很乾了，一碰就碎，但顏色還是那麼青綠。「江南有丹橘，經冬猶綠林」，可見橘葉具有常青的特質，不管是歷經霜凍，還是日曬，都不改其顏色。以之入藥，同樣也能促進人體的生命之氣。

五行中，青色為肝的正色。因此，橘葉專入肝經。但這並不意味著它只調理肝臟本身的病。相反地，橘葉主要的功效不是補肝臟本身，而是疏解肝氣，化痰散結，緩和對胃經和肺經的壓力。也就是說，橘葉主要調理因肝氣鬱結造成的跟肝經、胃經和肺經有關的病，比如慢性胃炎、胃潰瘍、肺膿瘍和肺熱咳嗽。

大凡植物的葉，都具有散的功能。橘葉氣味芬芳，氣主散，所以它散的功能是雙倍的，比一般的植物葉子強得多。橘葉不僅能夠理氣，還能化痰，還能散結，也就是化腫塊，是調理乳腺炎、乳腺增生甚至乳腺癌的常用食材。

用橘葉燉肺吃，可以清肺熱，調理肺熱咳嗽，對有黃色膿痰的症狀特別有效。

材料：新鮮動物肺（豬肺或牛肺都可以，但不要用羊肺，太熱性）
作法：把肺用清水沖洗直到洗成白色，切成小塊再清洗幾遍，瀝乾，放入鍋中，加涼水以大火燒開後，轉小火燉到七八分熟的，放入橘葉一把，燉熟即成。

喝湯吃肺，橘葉不用吃。此方可以放少許鹽調味，但不放鹽更好。

注意肺一定要徹底洗白。不洗白的話，煮出來是黑色的，那是肺泡裡還殘留有血，凝結之後就變黑了。這種含有血污的肺吃起來有腥味。好多餐廳做出來的都是如此。

母親有一個很好的方法，既洗得特別乾淨又不費力：首先，在買的時候一定要選一副整肺，帶喉管的那種，沒有喉管的，或是劃破了都不行。洗的時候，把喉管的部分套在水龍頭上紮緊，在肺葉下方輕輕地劃幾道小口，放水沖洗，讓水從小口流出來，直到血水沖淨，流出清水為止，這時肺就變白了，煮出來也是白的，而且吃起來是香的，沒有腥味。

千萬不要怕燉湯麻煩，而改成單喝橘葉水，那效果是很不一樣的。橘葉和動物肺在一起燉，才能發揮協同作用。在這個藥膳方中，動物肺的作用主要有兩個：第一，豬肺牛肺本身就具有補肺虛，止咳的作用；第二，動物肺入肺經，在此方中有藥引的作用，能引藥入肺經，直接作用於病灶，使橘葉的藥性能充分發揮。

記住：所有的藥膳方，起作用的不僅是藥材，也包括與之搭配的食材。為什麼說藥補不如食補？這是一個很重要的原因。

伴隨女性成長的好朋友——醪糟

母親常常重複外婆講過的一句話：熬糖烤酒，充不得老手。做醪糟不難，要做得好可並不容易。第一次做，也許口味不太滿意，別灰心，下次再做就有經驗了。

旅途中接到小 V 的電話，受人之托為朋友的朋友諮詢失眠的事情。詳細情況小 V 並不瞭解，也沒見過本人，只知道這個人是中年女性，每逢經期就容易失眠，心煩意亂，睡不好。想討一個立竿見影的方法，緩解她的痛苦。

如果是用藥的話，不瞭解清楚病人的體質和詳細症狀是很難對症下藥的。這種情況下，最方便的就是用食療。我馬上想到了一樣好東西，就在電話裡跟小 V 說：「你讓她晚上煮一碗濃濃的醪糟水，趁熱喝下去，就能睡得好些了。」小 V 馬上領會了，說「就是酒釀，對不對？」

酒釀是小 V 所在的地區對醪糟的稱呼。除此之外，醪糟還有好幾個名稱：江米酒、米酒、烤糟，等等，它是用糯米加酒麴釀造而成，一般超市都可以買到。古人詩詞裡常提到的濁酒跟它也有關係，「一壺濁酒喜相逢，古今多少事，都付笑談中。」喝的就是米酒。

醪糟是糯米製成的，是米之精華。糯米是米類食品中最滋補的，能補虛、補血、補脾肺。糯米跟粳米不一樣，粳米比較平和，主要補脾胃，而糯米是溫性的，還有溫腎的作用。老人晚上夜尿比較多的，如果消化功能還行，可以晚飯時吃一小碗湯圓，當天就能見到效果。

但是糯米有個大毛病，就是黏膩，不好消化，消化功能弱的人不

能多吃。糯米釀成醪糟以後就沒有這個毛病，不但好消化，而且增添了酒性。酒的最大特點就是善於躥透，能走全身經絡，所以醪糟的藥性歸經，是上走肺經，中走肝經，下走腎經。

肺主皮毛，醪糟入肺經，能補肺之虛寒，滋養皮膚，還能散風寒，如果受涼馬上喝醪糟水就不會感冒了。

肝藏血，醪糟入肝經，能補血、活血，還能散結消腫，調經通乳。

腎主骨，醪糟入腎經，能補腎虛，緩解腰疼。

醪糟的這些功效，對女性來說尤為重要，在女性發育和生產的關鍵時期都用得上。

🌿 醪糟的傳統製作方法

有朋友問我醪糟的做法。其實，現在大多數地方的超市都可以買到醪糟。當然，自己做的，風味會更好一點。下面來介紹一下我家的傳統做法吧。

原料：糯米、酒麴。酒麴在超市可以買到，用法用量參考包裝上的說明就可以了。

作法：

1. 糯米用冷開水泡至發脹（大約 4 小時）

2. 瀝乾水，將糯米隔水蒸熟後攤開晾一下，到摸起來略有些餘溫時，灑少許溫水，用筷子將糯米撥散呈粒狀，加酒麴調勻。記得留下約十分之一的酒麴備用。

3. 將糯米放入陶瓷盆內，中間留一個「酒窩」，就是拳頭大小的凹形，在其中放入剩餘的酒麴，蓋上盆蓋，密封好。

4. 用隔熱材將瓷盆包裹好。

5. 將包好的瓷盆放在不通風的地方，經過 2~7 天，聞到有酒香溢出時，醪糟就完成了。放入冰箱冷藏保存即可。

把瓷盆包好的這個步驟叫做「穿衣服」，非常重要，是為了讓瓷盆內的溫度始終保持在與人體體溫接近的溫度，以利於發酵。保溫層的厚薄要根據氣溫來決定。外婆教的秘訣是：「穿衣服跟人走。」也就是說，跟當季人穿的衣服一樣厚就可以了。冬天要包上棉被，夏天薄薄一層就好了。

注意：所有的容器都要非常乾淨，不能沾到油汙，也不能用生水，否則會孳生雜菌。

常吃醪糟，皮膚一定好

醪糟入肺經，肺主皮毛，凡是補肺的東西都滋補皮膚，而醪糟更是其中的佼佼者，因為它的酒性專走皮膚。

現在有許多護膚品都採用從大米中提取的有效成分，其實中醫早就發現了大米製品的護膚功能，特別是醪糟的作用。醪糟是糯米發酵製成的，含有天然的護膚精華，它的藥性又善於走躥，能透達皮膚表層。用母親的話說，醪糟是「躥皮」的，它的營養可以直接作用於皮膚，使皮膚變得潤澤。

母親是南方人，從小家裡就常吃醪糟，甚至炒菜、做泡菜也習慣用醪糟做調味料，所以母親的皮膚非常好，每次去做按摩，美容師都驚歎這個老太太怎麼背部皮膚如此細膩，都打聽她用什麼保養品。其實，即使是在北方乾燥的冬天，母親也從來不用在身上擦任何保養品，皮膚照樣滋潤，讓年輕的小女孩們羨慕不已。

經期喝醪糟水，預防乳腺增生

醪糟入肝經，既能補血又能活血，可以化淤散結，尤其是針對肝

經循行的部位如乳腺。乳腺增生在女性中發病率極高，病因不外乎是肝氣鬱結造成了氣血淤滯，如果每個月能把這些淤血及時排出去，就不會演變成為結節和腫塊了。女性在經期的時候，每天煮一碗熱熱的醪糟水喝下去，就能通經止痛，緩解不舒服的症狀，還能疏通乳腺，長期持續可以預防乳腺增生。乳腺不堵塞，胸部才能得到氣血滋養，自然就能變得豐滿起來。

最好是晚上喝，醪糟既能緩解經期不適，又能安神，可以得到一夜好眠。給前面所說的那個經期失眠的朋友喝醪糟水，就是這個道理。

記住這幾天一定要喝熱的醪糟水。醪糟性熱，涼的喝下去不利於發揮活血止痛的作用。

◆❧ 產婦吃醪糟蛋，既補媽媽又補寶寶

醪糟是產婦必吃之物。產後吃醪糟有四大好處：

1. 補血：糯米本身就是補血的，做成醪糟之後，藥性走肝經，補血作用更強。

2. 去惡露：利用醪糟活血化淤的作用，促使子宮的淤血儘快排出。

3. 通乳汁：乳汁不通是氣血淤滯所致，醪糟可以疏通乳腺。

4. 預防產後腰痛：產婦腎虛，受寒之後很容易在腰部反映出來，醪糟活血通絡，又走腎經，既可以預防又可以調理產婦的腰痛病。

產後吃醪糟，最好的吃法是做醪糟蛋。在許多地方，民間向來有給產婦吃醪糟蛋的傳統。在有些地方的民俗中，這種傳統，甚至演變為家裡來了客人也用醪糟蛋來招待，這說明在老百姓心目中醪糟蛋是特別的東西。我至今記得，十幾年前去探望一位產婦，她的家人熱情地為我端上了一碗醪糟，裡面臥著整整四隻雞蛋，十分驚人，大概是

取四季平安之意吧。

　　從中醫的角度說，醪糟蛋的確是產婦食補的佳品，雞蛋補氣，醪糟補血，氣血雙補，坐月子的媽媽吃了，不僅對自己的身體好，也能增加乳汁的營養；雞蛋補腦，醪糟補皮膚，有利於寶寶長得聰明漂亮。有一點要注意，產婦不能吃沒煮過的醪糟。一定要把醪糟煮開，讓酒精揮發掉，否則對孩子不好。

醪糟的吃法

　　醪糟的吃法很多。可以直接食用，或者加點水煮開喝，南方人還用它搭配各種食品做出許多花樣。其中的一些，經由餐飲業的推薦，也逐漸為北方人所熟悉了，例如醪糟湯圓和醪糟蛋。這兩樣是醪糟的經典吃法，好吃而且做法簡便。從食補的角度看，也非常不錯，搭配合宜，是老少皆宜的食品。

　　提醒一下：不管是做醪糟湯圓還是醪糟蛋，醪糟都是後下鍋的。也就是說，先把湯圓或是雞蛋煮到八分熟，再下醪糟煮開就起鍋了。醪糟不宜久煮，否則就失去其香味了。

　　醪糟還可以做調味料。做泡菜的時候，加入醪糟水，泡出來的菜有一種濃郁的酒香，而且口感更好。現在市場上賣的料酒大多含有味精、色素和添加劑，所以母親炒菜的時候，不用料酒，而是用醪糟代替，既去腥味，又不掩蓋菜的鮮味。

　　醪糟大補氣血，可以豐形養顏，對於普通人來說，最宜秋冬時節食用。秋天吃醪糟，還可以放幾粒枸杞，能防秋燥，滋陰潤肺。

　　醪糟易生濕熱，脾濕肥胖的人不要多吃。

橘皮醪糟，調理感冒見效快

一年好景君須記，最是橙黃橘綠時。秋天到了，正是吃橘子的好季節。最近全家人吃了不少橘子，剩下來的橘皮，裝了滿滿一籃子在窗枱上晾曬。順手放幾片到暖氣上烘烤，橘皮所含有的芳香油揮發出來，既淨化空氣又提神醒腦。聞著這樣的香氣，人的精神為之一振，心情也變得愉快起來。

想起父親講過的一件趣聞：從前有些賣橘子的小販很聰明，一車橘子賣到最後，剩下一大堆小個的賣不出好價錢，就拿到學校門口去，叫小學生們都來品嘗，不收錢，吃多少都可以。唯一的要求是：吃了橘子，把橘皮和橘核留下，分作兩堆。最後，小販把橘皮和橘核曬乾了拿去賣給中藥店，所得的錢比單賣橘子還多呢。的確，在中醫看來，橘子這種水果，最大的價值不在於它香甜好吃的果肉，而在它的果皮。橘子之美，大半在皮。聽說在著名的陳皮產地新會，帶皮橘子的價錢約是去皮橘子的好幾倍呢。

因此，我們吃橘子的時候，要是把橘皮隨手扔掉，那真是太可惜了。建議大家一定要把橘皮留下，有了它，一些秋冬常見的小病就不用麻煩醫院了。

我們都知道，橘皮做成陳皮以後，是一味常見的中藥，許多藥方裡都要用到它。其實，新鮮的橘皮，也有調理身體的作用，而且其作用與陳皮有所不同。

新鮮的橘皮，性味辛苦，氣味芳香。辛味可以入肺解表，苦味可以泄下，而芳香可以理氣，因此鮮橘皮既可以用於調理風寒感冒，又

可以助消化，它對脾濕或是消化不良導致的腹脹和便秘效果十分好。

說起用鮮橘皮調理身體，我母親的體會最深。1957 年我外公被錯劃為右派後，家裡斷了經濟來源，沒有錢買藥。那時候，全家無論誰在秋冬季節得了感冒，就到路邊的小店花五分錢買一碗醪糟水，再找一點橘皮切成小丁，就著醪糟水把橘皮丁喝下去，身體就感覺舒服多了。

這個方法適合感冒初起時用，也就是症狀剛剛開始出現的時候，適用於風寒感冒。有橘子的時候正值秋冬，此時的感冒多半都與外感風寒有關。因此，這個季節只要一感覺到有點感冒，不要猶豫，馬上用溫熱的醪糟水送服橘皮丁，基本上就可以把感冒控制住了。

有一種說法，叫「感冒七天」，意思是得了感冒要過七天才能好，用藥只能緩解症狀，不用藥的話，時間到了也自然會好。其實，對於身體較弱的人，雖然表面上好了，病邪卻深入體內潛伏下來，繼續危害臟腑。因此，得了感冒最好馬上治，不要任其發展。但是治療要有法，不能急於控制表面症狀，如退燒、止咳，消除噴嚏等，那樣反而干擾了身體的自我修復過程。感冒是受了外邪所致，在剛剛發作的時候，用一點解表的藥，把外邪驅趕出去就可以了。治療及時的話，一天之內就能痊癒。

上面這個小偏方中，用醪糟送服橘皮的原因是取其活血通經絡的作用，利於藥性散發，同時醪糟本身也能補肺之虛寒，與橘皮相得益彰。

這兩樣東西都是尋常食物，所以不用擔心用量和比例失當的問題。大致來說，橘皮一次的服用量為半隻到一隻中等大小的橘子的皮，而醪糟水可以用兩勺醪糟加大半碗水煮開即成，要趁熱喝。橘皮不用

煮，而是切碎以後，跟平時吞服藥丸一樣，直接放嘴裡，再喝點醪糟水把它吞下去就好了。不用咀嚼，橘皮吃起來會有些苦。吞下橘皮以後，口氣都是香的，會感到很舒服。

與其他透過發汗解表的感冒藥不同，這個方法能解表卻不發汗，一天之中，可以隨時隨地飲用，不用刻意關在家裡「捂汗」，也沒有發汗過度而傷氣之憂，是比較平和的一種方法，對於不宜用發汗法的小孩和產婦尤其實用。大家不妨一試。

預防月後寒的食療方

在沒有飼料添加物的時代，雞是不含抗生素的，所以以前的人感冒絕對不吃雞，以免加重病情。現在好多人認為喝雞湯可以治療感冒，這是一種誤解，起作用的其實是養雞場餵給雞的抗生素。

一位做媽媽的朋友寫信給我求醫，信中說：

「生完孩子後，我的腰一涼就疼，有時一個月要疼好幾次，很難受。平時，我的手腳較涼，有便秘現象，特別是生完孩子上班後，很嚴重，臉上的色斑也格外明顯，而且下巴上常生粉刺。我不知道自己到底是哪裡出了問題，很希望能得到你的幫助！」

這位朋友其實是得了一種常見的婦科疾病：月後寒。

生過孩子的女性最怕的就是得月後寒，因為這種病很頑固，不好治。得了月後寒之後，會常年出現怕冷、怕風、出虛汗、關節痛、頭痛、胸悶、失眠等病症。如果治不好，年紀大了還會得風濕病或類風濕關節炎，很痛苦。

月後寒是怎麼得的呢？女性在生孩子的時候，全身的筋骨關節都鬆開了，皮膚毛孔也是門戶大開，風寒濕氣可以長驅直入。在產後的恢復期，如果不及時把這些風寒發散出去，一旦筋骨膜理閉合，就會把這些風寒封閉在體內，以後就很難祛除了。

據我觀察，現在得月後寒的女性很多。有些人得了，自己還不知道，長期為自己的問題苦惱而又找不到根源，例如上面這位朋友。她的腰疼是月後寒的典型症狀。由於她體內的寒氣閉鎖在腰部，這也正

是腎臟所在部位，所以危害更大。她的四肢發涼、便秘、色斑等等問題都起因於這個禍端。甚至下巴上的粉刺也是，因為下焦的問題反映在人體面部的部位正是下巴。

現在的產婦大多得到家人無微不至的照顧，唯恐受風受寒，每天補品不斷，為什麼還有那麼多人得月後寒呢？

因為許多人進補的方法錯了，使得生孩子時侵入體內的外邪排不出去。

生完孩子後，一味地進補是萬萬不可的。滋膩的補品，會加速筋骨的閉合；如果人體已經感受的外邪尚未完全排出，就會被關在骨縫裡，造成病邪入骨，非常難治。

產後尤其不可以隨便吃雞。一般來講，產婦都要喝雞湯。雞肉是補氣補虛的上品，能增強產婦的抗病能力，的確是產後補身的佳品。可是這個雞湯，要是隨便喝的話，就容易使產婦生病。

雞肉是溫補的，很容易把寒邪封閉在體內。其他有類似這樣補氣補虛作用的補品也是如此。為了防止「閉門留寇」，一定要先把體內的外邪祛除掉，再來進補。怎麼做呢？母親傳給我一個食療秘方，專門給坐月子的產婦吃的，可以防止產婦得月後寒，還能預防乳腺炎。

這個方法很簡單，產婦在生完孩子後第一次吃雞時，將雞搭配魚腥草來燉，這樣就可以祛除外邪，以後再怎麼進補也不怕了。

魚腥草能祛除侵入人體的外邪，抗病毒和感染，而又十分平和。產婦身體虛弱，還得給孩子餵奶，不能隨便用藥。即使是單純辛溫發散的中藥也不可以，原因是產婦忌諱發汗。而魚腥草是藥食同源的野菜，既沒有普通抗病毒藥的副作用，又不會使產婦大量出汗。

不僅如此，由於魚腥草有神奇的消炎作用，產婦吃了魚腥草，就

不容易得乳腺炎，同時又能促進體內生產傷口的癒合。

魚腥草燉雞的食譜如下：

材料：一斤半的童子雞（不可用老母雞）、新鮮魚腥草適量、老薑一塊、香油適量。
作法：剖開雞肚子，把魚腥草連根帶葉洗乾淨，塞進雞肚子裡填滿，灌進香油，不放其他任何調味料。水開後，把整隻雞放進鍋裡，在水裡加一塊拍扁的老薑，燉至雞熟即成。

當雞燉熟以後，讓產婦喝雞湯，吃雞肉和魚腥草。

吃過一次魚腥草燉雞，以後產婦就可以放心地吃雞和其他的補品了。

放香油的作用，是保護魚腥草的清香和維生素，否則葉子會變黃。

只是要注意產後第一次吃雞要放魚腥草，以後再吃雞就不要放了。魚腥草祛邪的作用很強的，一次見效，任務達成就不要再用了。否則就是畫蛇添足，適得其反。

順帶一提，現在的雞，體內的抗生素多到已經可以當藥的地步了，想想也真是有點可怕。所以，產婦還是儘量吃天然散養的雞吧。

何香豬肚湯，調理胃病效果好

得了慢性胃病是件很麻煩的事，吃什麼都得小心翼翼的，發作起來更是痛苦。媽媽教過我一個調理慢性胃病很靈的藥膳方，對付一般的胃病，吃幾次就會見效。

媽媽用這個方子給人調理過。其中一位中年女性相當典型，她的胃病是從小就有的，每年秋天轉涼時必然發作，幾十年來年年如此。發作時胃痛不止，有時吐酸水，有時又噁心嘔吐，茶飯不思，十分痛苦。吃了這個藥膳一個月後，困擾了她半輩子的胃病減輕不少，加上特別注意養胃，從此以後她換季時再也不用受罪了。平時偶爾有胃不舒服的現象，喝點熱熱的糖醋水下去，馬上就沒事了。

底下要介紹的這個藥膳方是用何首烏茴香燉豬肚，我們稱之為何香豬肚湯。

原料：小茴香籽 30 克，生首烏 60 克，豬肚一副。
作法：把小茴香籽與生首烏放入豬肚內，用棉線把豬肚縫合起來。加冷水下鍋，用大火燒開後，再轉小火燉熟。切記不要放任何調味料。

服法是吃肚喝湯，如果不怕苦，連首烏一起吃更好。小茴香籽不用吃。燉一副豬肚分兩天吃完，一個星期燉一次，吃到身體感到舒適為止。一般的胃病連吃三個星期就差不多了。

注意，這道藥膳要用砂鍋燉，因為何首烏忌鐵器。另外，調理期

間不要吃蘿蔔，以免影響效果。

胃病有不同的種類和表現。有的是胃酸分泌過多，有的是分泌過少，還有的是分泌失調、時多時少。但除了胃火熾盛的類型之外，只要是慢性的胃病，這個藥方基本上可以通用。因為它的調節機理是激發它的自癒能力。

胃喜溫惡寒，小茴香散寒暖胃，大補腎陽，能從根本上改善虛寒體質；生首烏能去毒消腫，促進潰瘍癒合，又能補虛補血，調節胃的功能。豬肚的作用也很重要：一是提供營養，補益中氣；二是調和藥性，保護腸胃；三，也是最重要的，是引藥歸經，豬肚是入胃經的，使茴香和首烏的藥性能夠直達病灶。

慢性胃病，從西醫的角度解釋，多為幽門螺旋桿菌感染所致，茴香和首烏，都有殺滅病菌的作用。

從中醫的角度看，長期的慢性胃病多由寒涼傷胃、脾胃虛寒、肝氣犯胃這幾個因素共同作用形成的。茴香既發散寒氣，又溫煦脾胃，而首烏入肝經，祛肝風，補肝血。

所謂的肝氣，多半由不良情緒引起。而絕大多數的胃病，都跟情緒有很大關係。

胃神經官能症的人最典型，沒有明顯的器質性病變，但一生氣或者緊張就會胃痛，這就是肝氣犯胃。

大部分的胃病，其實都是心病。在調理期間，一定要保持心情愉快，不能生氣，否則再好的藥也無濟於事。

再說一下首烏。有朋友拿這個藥方去藥店，被告知生首烏有毒，熟的沒毒，搞得他十分疑惑，到底買哪種為好。

首烏入藥分兩種，一種是生品，叫生首烏；一種是用黑豆汁蒸過

的，叫制首烏。這兩者的作用是有差異的，一般不宜互相代替。制首烏主要是補益肝腎，而生首烏還有祛風解毒潤腸通便的作用。

上面的這個方子，一定要用生首烏，效果才好。因為首烏在其中不僅起補的作用，也起「泄」的作用，用加工過的制首烏就沒有這個功效了。

何首烏歷來被認為是延年益壽之品。現在講生首烏有毒，一說是因為有人大量服用後產生了嘔吐、腹瀉等不良反應，一說是因為傷肝。其實生首烏並沒含有什麼真正的毒素，而是它有瀉下通便的作用，藥不對症，自然會出現反應。凡是藥，都不宜隨便大量服用，本身沒有毒，不對症或是過量就是毒，人參、鹿茸吃多了的話，不良反應更強烈，甚至能致死人命。

首烏是養肝的，怎麼能傷肝呢？這不是藥之禍，而是人之過。不問藥理，不辨體質，濫用、誤用，什麼東西過量都能變成毒。正如大棗補脾，可吃多了又傷脾；水能載舟，亦能覆舟。用藥也如是。

熬夜的食療方——清燉墨魚乾

每當熬夜，我就十分懷念小姨做的清燉墨魚乾。

那幾年她還住在家裡的時候，看到我熬夜了，第二天必定會燉一碗墨魚給我當早餐。這是家傳的老方法，因為熬夜十分傷身，要馬上吃墨魚來滋補。

夏天是養陽的季節，可以適當地晚睡，但一到秋天熬夜就對身體特別不好，因為這是養陰為主的季節，應該早睡早起才好。一旦熬夜，隔天一定皮膚發乾、眼睛發澀、虛火上擾，各種症狀都來了。

的確，傳統的養生觀念是很忌諱熬夜的，從一個「熬」字上就可以看出來：熬字下有四點火，它本來的意思是以火烤乾五穀。夜晚當睡不睡，猶如把人放在火上煎熬。這把火從哪裡來？自然是肝火。古人說「臥則血歸於肝」，也就是只有及時入睡才能養肝。如果不睡覺，肝火一直燒著，就會耗傷津液，也就是傷陰了。肝腎是同源的，肝火燃燒的能量要靠調動腎精來補充，所以說熬夜既傷肝又傷腎。尤其前半夜是陰氣最為旺盛的時候，此時睡眠更加重要。熬夜後遺症很多，主要表現為陰虛的症狀，例如口唇乾燥、視力減退、易怒、健忘、腸胃失調等，上至心臟，下至二便，都會受影響。前兩天，一個工作繁忙的女孩跟我說，她有習慣性便秘，但是一旦哪天睡飽了覺，馬上就好，屢試不爽。她這種情況，就是勞累傷陰以致津液不足，造成腸道乾燥導致的。

女性尤其不能熬夜。因為男怕傷陽，女怕傷陰。女子本身就是屬陰的，不宜傷陰。睡眠過少會造成很多問題，容易衰老。相信女性朋

友都有親身經驗，熬夜之後氣色會很差，臉色發黃、長皺紋、長痘、長斑，還有黑眼圈和眼袋。久而久之，皮膚會失去光澤，這就是缺乏津液滋潤造成的。

其實，大家都知道不睡覺的危害。可是現代人生活節奏緊張，哪有不熬夜的呢？我自己也不例外。看看身邊許多事業成功的朋友，對他們而言，晚上加班更是家常便飯，不由得感慨大家都在透支生命。

我們沒有辦法避免熬夜，但是可以想辦法把它的危害儘量減輕，對透支體力的身體進行修補。清燉墨魚乾就有亡羊補牢的作用。

最近兩位朋友相繼傳來喜訊，一位懷孕了，另一位剛剛生下小孩。然而，喜中有憂。懷孕的朋友在醫院查出貧血，十分緊張，詢問吃什麼可以快速補血。當媽媽的那位呢，本身就是從事養生行業的，自我診斷有內熱，家裡人想燉雞給她進補，但她知道雞肉是熱性的，不敢吃，問我吃什麼可以補身又不會帶來「熱氣」。

燉墨魚乾恰好可以同時解決她們倆的問題。

別忘了，墨魚本為婦科良藥，是女性的好朋友。女性朋友常喝墨魚湯，既滋陰又補血，對於孕婦產婦更是相宜。孕婦如果貧血，既要補血又要防止血熱，不可用熱性之物，最好是涼補，墨魚湯可謂上選。產婦由於失血多會造成血虛，嚴重的還會陰虛，這時候就會感覺有內熱，那麼用墨魚湯滋陰正合適。陰血足了，內熱自滅。而且墨魚湯還有增加母乳分泌的功效。

孕婦和產婦喝墨魚湯，可以跟雞一起燉。雞湯補氣，墨魚補血，補益的效果更好。雞肉性質溫熱，產婦要想吃雞又怕「熱氣」的，加墨魚一起燉就不怕了。

墨魚本是一味良藥，多用於婦科，古人說它「最益婦人」，用它

來調理貧血、閉經、催乳等，效果非凡。其實墨魚的作用並不僅限於此。以上這些婦科疾病，究其根源都與肝腎陰虛有關。而墨魚的主要作用正是滋補肝腎陰虛，它入肝能養血，入腎能滋陰。正因為參透了這個原理，我家先祖才會獨具慧眼，選用這味傳統的婦科上品來做熬夜的食療藥膳，男女皆補。而且這個湯品是清補的，怎麼吃都不會使人上火，又絲毫不油膩，實在是一個妙方。

清燉墨魚乾作法十分簡單：

作法：先用冷水泡發墨魚乾幾小時，再將墨魚乾清洗乾淨，放入鍋內加冷水燉熟，不放任何調味料。

燉好後連湯帶魚一起食用即可。湯中不用調味料，原因是薑蔥花椒大料等多為香辛之物，會干擾此方的滋陰效果。墨魚乾本身有鹹味，也就不用加鹽了。

注意：墨魚骨也要一起放在鍋裡燉。它也是一味中藥，名為海螵蛸，有收斂止血的作用，可以緩解各種潰瘍和出血症。墨魚肉和墨魚骨也是分陰陽的，墨魚肉屬陽，主通，而墨魚骨屬陰，主收，所以一般人服用，要二者合燉才能平衡。

以前，家裡的長輩會把墨魚骨留下來，存放在廚房裡做應急的外用藥。如果不慎割傷手指，用小刀刮下一些骨粉撒在傷口上，可以止血。把墨魚骨焙乾磨成細粉，還可以用來外敷調理皮膚潰瘍或是濕疹。尤其是那種經久不愈、總是流黃水的傷口，撒墨魚粉的效果最好。

墨魚是海鮮，凡是海鮮都是發物，因此得了濕疹只能用墨魚骨粉外敷，不宜食用墨魚。其他過敏症以及痛風病人也要謹慎食用。

勸君處處惜芳草，清咽瘦身有繁縷

很多人不知道繁縷能吃，把它當雜草給除掉了，真是可惜。這可能是因為我們這一代人的祖父祖母輩很少吃它的緣故，所以沒有傳下來。母親說，繁縷是「刮油的」，降脂減肥的作用很強，在災荒年代，人們肚子裡沒油水，不敢吃，吃了特別想吃肉，受不了。現在的人不同了，肚子裡油水太多。想減肥的人，可以多吃繁縷。

母親喜歡種花，陽臺、露臺滿滿的都是植物。其中有幾株大型的盆栽，高大的植株下簇生著一叢叢又細又柔的綠色小草，高不過30公分，絲絲縷縷，還開著星星點點的小白花。幾乎每個客人見了都會好奇地指著問：這是雜草，還是特意種的？

我早知會有此問，馬上笑著回答：這個呀，是我媽特意種的雜草。

這種草叫做繁縷，「繁」是指它長得繁茂。「縷」呢，是因為它的莖是中空的，折斷後有一縷相連，所以得名。繁縷是學名，它的俗名鵝兒腸，更為人所熟知。農村用它作雞鴨鵝的飼料，據說鵝最喜歡吃，鵝兒腸由此得名。

喜歡種花種草的人應該都見過繁縷。它是最常見的雜草之一，在花園裡乃至花盆裡都能長。在鄉下，這草就更多了。不論南方，北方，田裡、荒地裡，凡是比較濕潤的土地上都有繁縷。

菜場裡買回來的綠葉菜裡，有時候也會夾雜一兩根繁縷。因為它的莖特別細，又軟又長，不容易摘乾淨。

園藝工人看見這種草是必欲拔之而後快的。我家的花盆裡長出的

繁縷，母親卻都給留下了，任它們生長繁殖，長在大株的植物腳下，綠綠地覆蓋了花盆的泥土表面，倒也好看。

留下繁縷可不只是為了好看而已。繁縷是可以吃的，它既是一種野菜，也是一味中藥。

繁縷是涼性的，它有兩大作用：清血熱、降脂減肥。繁縷降血脂，還能清除腸道毒素，所以有很強的減肥作用。

繁縷清血熱，能夠涼血、消炎。它入肝經、肺經、大腸經，凡是這三條經絡相關部位有化膿性感染的，它都能起到一定的作用。例如跟肝經相關的乳腺炎，跟肺經相關的肺炎，還有跟大腸經相關的闌尾炎。

❧ 繁縷糖水可調理慢性咽炎

現在得慢性咽炎的人非常多，這跟常年呼吸被污染的空氣、抽菸喝酒和生活不規律很有關係。尤其是在北方，冬天乾燥寒冷，更容易對咽喉造成刺激。

母親用繁縷給人調理慢性咽炎，效果很不錯。方法是這樣的：

材料：新鮮繁縷嫩苗一把、白糖少許
作法：將繁縷放在碗裡搗碎，沖入開水。用乾淨紗布過濾後加一點白糖即成。

每日早晚各喝一杯，久服見效。繁縷和白糖都是清熱解毒的。繁縷一定要用開水沖泡，不能放在鍋裡煮，那樣就沒有效果了。

繁縷糖水喝起來口味清甜，可當飲料喝。只要持續一段時間，一定能看到效果。

慢性咽炎很頑固，很難根治。不論用什麼藥物，都需要調理很長一段時間。繁縷是可以吃的野菜，這個方法比較溫和，不傷身。

要有耐心，別怕麻煩。慢性咽炎發病是一個長期的過程，所以要治好也不是一天兩天的事。但慢性咽炎不治療，對人體整個健康狀態的影響是很大的。咽喉雖是個小地方，卻是非常重要的部位。為什麼說用兵佈陣都講究要「扼守咽喉」，就是這個道理。守住了咽喉要道，病毒就不容易進入人體。

繁縷茶，降脂減肥

繁縷可以當菜吃。現代人把它看做花園裡的雜草，古代的幾種本草書，可是把它列在「菜部」作為蔬菜來介紹的。

繁縷的味道清淡，不苦不澀，沒有怪味，有一種清香味，可以焯一下涼拌吃，也可以炒著吃，還可以煮湯、下麵條。總之，它的做法類似豌豆苗，下鍋幾秒鐘就熟了。

一般的人拿繁縷當菜吃就好了。要想效果快呢，就用前面調理慢性咽炎的方法，開水沖泡生的繁縷當茶喝。但要注意只能喝茶湯，不要吃葉子。因為繁縷不能生吃，否則會拉肚子。以前鄉下人用繁縷做飼料，有個說法是「『扁毛』的動物可以吃，『圓毛』的動物不能吃，吃了會拉肚子」。母親分析，「扁毛」其實就是指帶羽毛的禽類，「圓毛」就是指哺乳類動物。人也是哺乳動物，所以吃生的繁縷也不行。

孕婦不可吃繁縷，因為繁縷有催產的作用。產婦如果得了乳腺炎，可以吃點繁縷來幫助消炎、通乳。但炎症消除以後就不要吃了，因為繁縷是減肥的，而產婦需要大量營養來給嬰兒哺乳。

怎樣辨認繁縷

繁縷哪裡都有，從花園、野外採一點回家，種到花盆裡就不用管它了。它會年年增長、越來越多。

它的莖非常細，有點弱不禁風的樣子，往往立不直。葉子也是綠綠的、柔柔的。一般就長 20 ～ 30 公分高，密密的一片。夏天開很小的白花，花瓣乍看好像是 10 片，如果仔細看，就會發現其實只有 5 片，只不過每一瓣中間都裂開了，看起來像兩瓣。

繁縷與牛繁縷的區別

繁縷俗名鵝兒腸。如果去藥店買乾品，一定要說它的學名繁縷，因為中藥裡另外有一種藥名叫鵝腸草的，跟鵝兒腸是不同的兩種植物，不要弄混了。

鵝腸草的學名是牛繁縷，入藥就叫鵝腸草。它比繁縷要大一些，也開白色花，在田間地頭也很常見。

牛繁縷和繁縷不論是學名還是俗名都很相似，樣子也有些像，不過不難區分。它們最大的區別在於牛繁縷的莖是紫色的，而繁縷的莖是綠色的。此外，牛繁縷是多年生的，繁縷是一年生的；牛繁縷能長到半米以上，而繁縷最多長到 30 公分。牛繁縷有一種特殊的味道，不如繁縷好吃，所以一般不當野菜吃，只是作藥。

它們有一部分作用是相似的，都能清熱解毒，外敷皮膚緩解一些皮膚炎症、腫痛甚至痔瘡，是可以混用的。連一些醫學典籍都搞錯了，把它們混為一談。但牛繁縷偏於散瘀消腫，而繁縷偏於涼血消炎。牛繁縷走胃經，能解小兒消化問題；繁縷走肝經，能除產婦淤血。名字雖只有一字之差，卻是各走一經，各調其症，用之不可不察。

絕對不留疤的治小燙傷秘方

我家現在存著一瓶生菜油，還是父親特意從上海買了帶過來的。全家當寶貝似的，平時捨不得用，實在需要的時候才拿出來。原本是廚房裡的尋常之物，現在倒成了專門的救急藥了。

我的外婆自小受行醫的父親影響，特別注重研究以食物入藥的方法。她曾經自創了一個緩解燙傷的偏方，一次見效，絕對不留疤痕。全家人用了幾十年，屢試不爽。

這個偏方說起來簡單，就兩樣東西：菜籽油和鹽。

這個方法要在燙傷當時立刻用，先把生的菜籽油淋到燙傷的地方，全部覆蓋住，然後撒上一把鹽，就不用管它了，比塗什麼燒傷膏都管用。

切記兩點：

1. 一定要用生的菜籽油，如果已經下鍋燒熟過的不能用。

2. 用菜籽油的時候，千萬不要用擦的，手不要接觸到燙傷的地方，一定要用淋的，這樣才能避免損傷皮膚造成感染。

這個偏方是因為一個偶然的巧合誕生在廚房裡的。外婆有一天正在炒菜，不小心被燙傷了，不巧當時家裡沒有藥。幸好她精通食物的藥理，情急之下就在廚房裡找到了替代品——她突然想到炒菜用的菜籽油有清熱的作用，能治皮膚腫毒，就淋了一些在燙傷的地方。又想到鹽能夠消毒殺菌，就順手再抓把鹽撒上去。

沒想到，菜籽油加鹽有神效，用了一次就好了，還沒留下疤痕。

從那以後，家裡只要有人燙傷了，都用這個方法處理，非常管用。

有一次，舅舅端了一大鍋滾開的粥，突然摔倒了，熱粥從大腿上一直澆下去，整條腿都被燙傷了。家人在他腿上淋上菜籽油，撒上鹽，很快就沒事了，好了之後什麼疤痕也沒留下。

還有一次，小姨炒菜時，好多熱油濺起來，濺得手臂上到處都是。油的溫度多高啊！燙傷非常嚴重。她馬上用這個方法處理，之後燙傷最嚴重的地方全部都好了。但是手臂上離得遠的地方，星星點點的濺了一點熱油，當時不覺得疼，沒有注意到，沒有塗上菜籽油和鹽，反而都起水泡了，久久不愈。

有一天外婆用高壓鍋燉鴨子，快燉好的時候，高壓鍋鍋蓋上的限壓閥掉了，頓時猶如火山爆發一般，整鍋又是高壓又是高溫的湯全從那個小眼裡噴出來，澆了外婆一頭一臉。就算是像這樣嚴重的意外，也是用油和鹽就完全好了。

我自己也有一次類似的經歷。小時候，有一年春節，媽媽用高壓鍋熬粥，不知出了什麼問題，整個鍋蓋「砰」的一聲飛起來了，一大鍋滾燙的粥噴出來，正好噴在我的右臉上，半邊臉當時就紅腫了。我的皮膚比較嬌氣，一旦受傷很難長好，真怕自己就這樣破相了。結果，菜籽油加鹽的偏方照舊也救了我。放完寒假回到學校，誰也沒看出來我的臉被燙傷過。真得感謝外婆這妙手偶得的發明。

菜籽油清熱解毒，不僅能治燙傷，如果皮膚長了風疹、濕疹等感覺發癢的，擦一些菜籽油也有效果。

有些北方的朋友不太瞭解菜籽油，順便解釋一下。菜籽油，就是油菜籽榨出的油。南方比較常見，以前很多地區炒菜都用它，是最便宜的食用油。

生菜油有一種氣味，必須高溫燒熟才能消除。後來出現了各種沙

拉油、調和油，這種土生土產的油也漸漸被取代了。

可是這幾年，我發現菜籽油又捲土重來了，但是改了一個好聽的名字，叫芥花油。芥花油其實就是低芥酸的菜籽油。因為國際上對菜籽油的芥酸含量有上限規定，所以培育了低芥酸品種的油菜。不知哪個聰明人從國外引進這個概念，把這種油菜所榨出來的菜籽油美稱為芥花油。其實，這種油菜國內幾十年前就開始推廣並大量種植了。所以，現在所產的菜籽油跟芥花油，可以說是同一回事。

芥花油是精煉油，治燙傷還是要沒有經過過多精加工的生菜油最好。但此方僅適用於小面積的燒燙傷，如果狀況嚴重，還是盡速將傷者送往最近的醫院處理才是恰當的處置辦法。

第6章

健康貴在家常便飯

寧可居無竹，不可食無薑

早上吃薑，勝吃參湯。
喝薑湯發汗，要去皮；喝生薑紅棗茶驅寒，則不去皮。
做菜用薑，要帶皮，以免偏性。
吃大閘蟹用的薑汁可以去皮。

早吃薑，補藥湯

講到藥食同源，有一樣東西是不能不提的，那就是薑。薑真是老天爺送給我們的寶貝。你看，誰家的廚房少得了薑呢？而中醫的藥方中，以薑為君臣佐使之藥的也比比皆是。

早在孔子的年代，人們就知道薑的重要了。所以他老人家要特意強調「不撤薑食」，真是至理名言啊。居家過日子，是不可一日無薑的。

我家裡不論老小，誰要是著涼受風，馬上一碗薑湯伺候。出點汗，散掉表寒就沒事了。胃口不開，喝兩天生薑紅棗茶暖暖胃就好了。

薑的好處大家知道得很多，就不用多講了。只強調一點：如果是日常保健吃薑，一定要在早飯時吃，所謂「早吃薑，補藥湯」是也。

早上吃薑，保健養生的效果最好。原因有二：一是薑最擅宣發陽明經的陽氣，而早晨 7-9 點正是人體氣血流注陽明胃經之時，此時吃薑，正好生發胃氣，促進消化。二是薑性辛溫，能加快血液流動，有提神的功效。要是你早晨起來腦子不清醒，昏昏沉沉的，一兩片薑馬上就能讓你神清氣爽。

怎麼吃呢？最好是早飯的時候準備一碟醃子薑，就著小米粥吃。

泡過的子薑口感脆嫩，入口有一絲絲的酸、辣、甜，加上粥的清香，巧妙地調和在一起，簡單、清爽，細細品來，卻是世間至味。這是最養人的飲食，功效遠遠勝過補藥湯。

🍃 中午過後儘量少吃薑

很多人都知道晚上不宜吃薑。其實，不僅是晚上，中午以後就應該不吃薑了。過午不食薑，否則容易傷肺。

中醫養生，特別講究順應天時。大自然的陽氣在中午到達頂峰。盛極必衰，午後陰氣開始升起，陽氣開始收斂。生薑是生發陽氣的，午後自然不宜再吃了。

正午時分，心經的氣血最盛。此時吃薑，對於本身心火旺的人來說無異於是火上澆油。城門失火，殃及池魚；我們的肺就是這個池魚。心火過旺，肺就會遭殃了，會引起咳喘痰熱各種症狀。「午吃薑，癆病牀」。陰虛火旺體質的人切記。

為什麼晚上不能吃薑？薑是宣發陽氣的，夜晚人體應該養陰，收斂陽氣，吃薑是適得其反，違背天時。此時吃薑，有幾大害：

第一，使人興奮，無法安睡。

第二，刺激神經，影響心臟功能。

第三，鬱積內火，耗肺陰，傷腎水。

僅僅如此，還不足以說明晚吃薑的危害。最關鍵的原因是：如果人在晚上喝酒，還以薑菜下酒，大害！

要知道，薑酒都是大熱之物，薑借酒力入經絡，酒借薑性入臟腑。晚上用薑菜下酒，等於吃慢性毒藥。民間流傳的施公案中，就有用薑酒百日爛肺來謀害人命的故事。其實，薑酒同食，何止傷肺，日積月

累，五臟六腑都會受傷。說到底，還是酒害人。與其聞薑生畏，不如戒酒養生。

🍃 吃薑，去皮乎？不去皮乎？

我因為喜歡美食，常常讀食譜消遣，但有一點總讓我疑惑：現在的食譜中，凡是用到薑的，劈頭必然是千篇一律的三個字：「薑去皮」。從什麼時候開始，薑皮如此不招人待見，必欲剝之而後快？

其實，薑皮絕非可有可無之物，它本身就是一味中藥。薑要去皮吃還是帶皮吃，要根據具體情況來定的。

怎麼定呢？非常簡單，只要記住一點就可以了：植物的皮和肉是一對陰陽。薑肉性熱，所以薑皮性涼；薑肉發汗，所以薑皮止汗。

簡單吧？一旦理解了這個原理，自然就知道什麼時候該去皮吃，什麼時候應該帶皮吃了。

受了風寒，喝薑湯發汗，自然是去皮為好；平時喝生薑紅棗茶驅寒，則不去皮。一般做菜用薑，那一定是要帶皮吃了，以免產生偏性。

吃大閘蟹用的薑汁除外，可以去皮，平衡蟹的寒性。飯後再喝上一碗熱熱的薑糖水，暖暖胃，那就更棒了。

🍃 夏天是吃薑的好季節

前幾天立夏，我開始每天喝薑茶。有人看了疑惑，夏天到了，怎麼還喝這麼熱性的東西？

其實，夏天正是吃薑最好的季節呢。一年四季中，其他三季不吃薑都沒關係，但是到夏天最好要吃一點。

夏天天熱，人體的毛孔都張開了。如果把人體比作一座城池，夏

天就是城門洞開不設防的時間，各種外邪都會乘機侵入。有的可能當時發病，有的則潛伏下來，到秋冬再發作。這時候吃點薑，可以保護你安然度夏，還不為秋冬留下病根。

夏天天熱，細菌病毒大量繁殖，很容易病從口入。薑是天然的抗菌劑，吃了不潔食物拉肚子、嘔吐，嚼塊生薑就管用。做拌涼拌菜的時候，多放點薑末，消毒殺菌又開胃，最好。

薑還是解暑的良藥。這話聽起來有些不可思議，但想想夏天吃麻辣火鍋的感覺就明白了。天氣悶熱潮濕的時候，辣辣地吃下去，熱得滿頭汗，還連呼痛快。為什麼呀？因為一出汗，把暑熱都給消掉了。古代治療中暑暈倒的人，就有一個方法是給他灌點薑汁。

對現代人來說，夏天不僅是防暑的問題，更要防寒。因此夏天吃薑就更加重要了。這個寒，從兩個方面來：

一是風寒。夜裡開空調睡覺，寒氣侵入毛孔了。早晨要趕快喝點薑茶補救一下。

二是內傷寒。夏天大家大量地喝冰凍飲料，可是夏天人體的陽氣都浮在表面，內裡是一座空城，冰凍的東西吃下去，五臟六腑都會受害。常吃薑暖暖胃，不讓寒氣積累起來害人，是非常重要的。

「冬吃蘿蔔夏吃薑，不勞醫生開藥方」，這是古人經驗的總結，是順應天時的養生之道。夏天善用薑，的確可以起到冬病夏治的作用呢。

你問我答，聊聊薑的二三事

什麼時候該吃薑？什麼時候不該吃薑？

問：「夏吃薑」適合任何體質、任何年齡的人嗎？

答：任何東西都不能不加區別地應用於所有人。夏天適宜多吃薑，
　　這個「多」字，不是跟別人比，而是跟自己比，根據自己的體
　　質來掌握。簡單舉例來說：一年四季中，如果你秋天每天可以
　　吃兩片薑，那麼夏天就吃五片；如果你是肺有火，秋天不適宜
　　吃薑，那麼夏天最多每天吃一片薑。

問：晚上著涼的人能喝薑糖水去寒嗎？
答：可以。

問：只在上午吃薑很難呀，因為我煲肉湯喜歡放很多薑，煲的肉湯
　　都是中午或晚上吃的，晚上還居多。怎麼辦呢？
答：中午或晚上做菜時放一點薑是沒事的，因為薑作為調味料的作
　　用就是平衡其他食物的偏性。只要適度就好，不要過量。晚上
　　煲肉湯放一塊帶皮老薑就好了，不要放子薑。

問：「晚上不宜吃薑。其實，不僅是晚上，中午以後就應該不吃薑
　　了。」這樣的說法，我覺得是相對的，對正常的人來說是對的，
　　但對虛寒很重的人，不必如此絕對。午後和晚上的時辰屬陰，
　　陰盛時陽更虛，病情更加會加重。我以前總是在晚上容易咳嗽，
　　起來吃點醃薑或是薑湯，馬上止咳。並不會影響睡眠。
答：你說得很對，任何的事情都是相對的。吃薑調理肺寒咳嗽是很
　　好的方法，與風寒感冒咳嗽喝薑湯同理，不拘早晚。晚不吃薑
　　是指正常人的飲食，當藥吃可以另當別論。
　　補充一點：吃薑生發陽氣，但陽虛的人，同樣不太適宜晚上吃

薑，否則陽氣過度宣發，得不到收斂，不利於養陽。

問：這幾天我都在喝薑糖水，看了你的文章後，改為只在上午喝了，早飯也改為做雞蛋麵湯了，這樣可以放很多薑末。夏天吃薑，必須早上吃嗎？

答：中午和晚上不吃薑，是指正常情況下不專門去吃。做葷菜或涼拌菜時少量放薑是沒關係的，它的熱性與菜正好平衡了。如果把薑當藥吃，也不受這個時間限制，而是根據需要來決定的。

問：你說薑只能上午吃，那午餐和晚餐還能不能吃薑？你又說「吃大閘蟹用的薑汁除外，可以去皮，平衡蟹的寒性。飯後再喝上一碗熱熱的薑糖水暖暖胃」大閘蟹一般是午飯和晚飯吃，這和你說的矛盾嗎？

答：一點也不矛盾。因為蟹性最寒，此時用薑是平衡寒性，否則傷胃。同時，蟹的寒也中和了薑的熱，自然就沒事了。

凡事沒有絕對，五行貴在平衡，明白陰陽調和的道理，自然就知道什麼時候該吃、什麼時候不能吃。

總結：

當你對什麼時候該不該吃薑有疑慮的時候，只要思考一下薑的功效，基本上就可以判斷了。例如吃大閘蟹時要吃薑，不必顧忌早晚，因為此時薑的熱性都用來平衡蟹的寒性了，不會引發心火。

任何事情都不能不加區別地應用。只要瞭解了原理，我們使用任何方法就能遊刃有餘了。

● 什麼人該吃薑？什麼人不該吃薑？

問：我早上吃薑已經兩個禮拜左右了，覺得是有點效果的。本來我出去玩或者逛街時，一累，頭就痛得厲害。我媽媽也是，我本來以為是遺傳。現在每天早上吃薑，出去玩一直很有精神，不太怕累、頭也不疼痛了。這是什麼原理呢？能解釋一下嗎？

答：很多治頭痛的藥方中都有生薑一味。如果是由於本身的體質原因，外出後被外邪（比如風寒、暑熱或是濁氣）所擾，引發頭痛，那麼吃薑確實會有幫助。而且薑能夠生發陽氣，讓人精神更好。

問：什麼是陰虛火旺呢？具體的症狀是怎麼樣的呢？

答：陰虛火旺體質的人，一般手心腳心發熱，舌頭發紅，容易口乾舌燥，晚上睡覺容易出汗。這種人就不要多吃薑。

問：生完孩子後，我的腰一受涼就疼，有時一個月要疼好幾次，很難受。平時，我的手腳較涼，有便秘現象，特別是生完孩子上班後，很嚴重，臉上的色斑也格外明顯，而且下巴容易長粉刺。我不知道自己到底是哪裡出了問題？

答：如果月子裡沒有好好地祛除陳寒和補養身體，容易造成氣血虧虛和下焦虛寒，腰疼、粉刺和便秘的問題，都與此有關。要好好地補腎、長期調理才行。當了媽媽的女性下巴長粉刺多半不是青春痘，而是氣血虧虛造成。可以觀察一下下巴長粉刺的現象是不是在生理期前一週最嚴重。如果是的話，在這一週加上生理期期間，每天用一塊老薑拍扁加四枚紅棗煮水，加適量紅

糖代茶飲，過一兩個月粉刺就會少多了。

問：我一直找不到我總是便秘的原因，我感覺我下巴長粉刺有可能
　　是與便秘有關係，我吃過一些市場上賣的通便茶，當下很有用，
　　一旦停用了就又恢復原來的樣子。你說的要用食補養氣血，什
　　麼食物能養氣血呢？我最近在喝一些桃花、枸杞、當歸和紅花
　　配在一起的茶，這些是養氣血的嗎？

答：一般的通便茶多半是大寒之物，只能收一時之效，不適合長期
　　服用。按你的體質，吃點紅棗能改善便秘，也能養氣血，而且
　　很平和。桃花化血的作用很厲害，不是養氣血的，也不要長期
　　服用。當歸是可以的，也可以每週吃一次當歸燉雞蛋，早上吃，
　　會有幫助。（當歸燉雞蛋食譜請見 P000）

問：我年輕時身體很好，但生孩子時大出血，暈過去一次。月子裡
　　又得了乳腺炎，發了四次燒，家人要我蓋上兩床大棉被捂汗。
　　我當時本來就虛，這一折騰就更弱了，連著發燒，月子裡也沒
　　吃什麼東西。當時我們在外地，長輩不在身邊，照顧我的人又
　　不懂，就得了後背涼的毛病，害我之後每到冬天得在背後墊個
　　棉墊保暖。也是從那時起開始發胖，還得了脂肪肝。我喝了一
　　段時間的薑湯水（配方是薑＋紅棗＋紅糖。之後不加紅糖了，
　　不然牙都喝黑了），嘴裡長了兩個潰瘍，下巴靠唇的地方起了
　　一個水泡，不知道是喝得太多了還是排寒的道路不通。我每次
　　用核桃大小的薑切片，煮 1500ml 的水，上午喝完，早上喝粥
　　時還吃兩三片醋薑，是不是太多了？另外，我老是出水泡，發

燒過後，鼻子裡外、嘴巴邊都起泡，拔罐後背上也起了大大小小的水泡。有人說是濕毒太重，我也不知道是濕還是寒。潰瘍好幾天都好不了，好了能再喝薑湯水嗎？

答：產後出血會導致氣血兩虛，月子裡再調養不當會造成肝鬱腎虛、脾虛蘊濕，引起發胖、脂肪肝、腰膝發冷等後遺症。但別急於補腎，首先調理脾胃比較好。你的口腔潰瘍應該不是薑的問題，有兩個可能性：一是紅棗紅糖過多蘊積濕熱，二是受了點風寒導致虛火上擾。你喝的薑棗茶量有些大，一般每天兩三片薑就好了。從你容易生水泡看來，濕氣比較重，不用喝太多水，薑茶每天 500 毫升就夠了。

總結：

　　吃薑雖然對大多數人都好，對一些有實熱的人卻不宜。對自己體質沒有把握的話，可以請醫生判斷。另外，我媽媽有一個理論可供參考：吃自己感覺舒服的東西。最瞭解你的是你自己，相信自己的感覺。如果一樣東西你吃了感覺不舒服，那就很可能不適合你的體質。凡事過猶不及，再好的東西也要適度才行，不要勉強自己。

● 薑茶該怎麼製作？

問：簡易的紅棗薑茶怎麼做？

答：用薑和紅棗一起水煮即可。

問：我想把紅棗薑茶製成好攜帶的乾貨，早上在辦公室裡泡一杯喝。我把紅棗放在鐵鍋裡炒一下，生薑切片曬乾，請問這樣做對不

對呢？

答：生薑切片曬乾就變成乾薑了，會改變其藥性。在中醫的藥方中，生薑和乾薑是兩種藥材，作用不同的。生薑性溫，適宜日常食用。而乾薑性熱，一般只入藥。同樣地，紅棗炒過以後藥性也改變了。

在辦公室用泡茶的方法做薑棗茶，使用的材料還是一樣的：做菜用的老薑，和曬乾的紅棗。早上把薑切成薄片，用保鮮膜包好帶到辦公室，放保溫杯中，加三四枚紅棗，沸水沖泡，蓋上蓋子燜一會就可以喝一上午了。紅棗最好是把皮捏破再泡，更容易泡出味道。體虛的女性，可以再加點紅糖。

夏天辦公室的空調多半調得很涼，喝薑棗茶正好合適。切記不要去薑皮，否則出汗過多再吹空調的冷風可不好。

問：薑肉性熱，薑皮性涼，受了風寒，喝薑湯發汗要去皮為好。但喝生薑紅棗茶是為了驅寒，為什麼要把性涼的薑皮留著呢？我不太理解。難道是因為發汗與驅寒所需要熱的程度不一樣嗎？

答：感冒喝的薑湯去薑皮，是為了讓薑肉的發汗作用更明顯，讓病邪透過汗液從毛孔發散出去。推薦大家平時喝薑棗茶，是為了溫暖中焦，調和營養，多發汗無益，而且此方作為保健品，建議大家每天喝，不宜過度發散，以免耗傷津液。所以留薑皮，取中庸之道，讓生薑發揮整體的功效。

至於中醫所講的性涼性熱，不能簡單地理解為熱者寒之，寒者熱之。另外，吃薑不只是為了發散寒氣，它的作用是多方面的。

用蘑菇和黃豆自製純天然味精

　　每個剛來家裡的保姆，發現廚房沒有味精都有些緊張，這怎麼做菜啊？但很快，她們就發現不放味精的料理也能做得有滋有味。時間長了，她們也都與味精說 bye bye 了。凡是在我家住過一段時間的人，最後都被如此同化了。奧妙就在於我們有自製的「味精」。這是媽媽做菜的絕招，不輕易外傳呢。

過量味精會傷陰

　　味精到底對人體有沒有害處？這是一個討論了好多年的話題。

　　你有沒有體驗過：放了大量味精的湯，喝得再多，之後也會覺得口渴？

　　這是因為味精含大量的鈉，吃 3 克味精相當於吃 1 克鹽。有一點健康常識的人都知道，過多的鈉會導致高血壓。人們為了健康吃低鈉鹽，但同時又吃味精，結果攝取的鈉還是超標了。

　　有個年輕女孩，她聽我說了味精的問題後，三年都沒吃過味精。上個星期她在別人家裡住了幾天，那家人做菜喜歡放大量的味精，連煮的粥裡都放。她吃過以後感覺很不舒服。前天她跟我提起這件事，我說：「你這兩天是不是感覺特別燥熱？」她驚奇地說：「對，你怎麼知道？我每天喝好多水都不管用，還流鼻血了。」

　　我告訴她，味精含的鈉會使人丟失水分，當然會覺得乾了。她本來就是有點偏陰虛的體質，這一來就更傷陰了，所以虛火亢盛流鼻血。

　　這個女孩還說了一件有趣的事。她試圖勸說那家人少吃點味精，但他們認為不放味精煮出來的菜就不好吃。於是那天她偷偷做了一個

實驗：親自下廚炒了一道青菜，不告訴他們裡面一點味精都沒放，結果大家津津有味地吃光了，誰也沒發現有什麼區別。

女孩說：「真有意思，怎麼他們吃不出來區別呢？」

我問她：「他們家炒菜是怎麼放味精的？」她說：「是在菜炒到半熟的時候，先放味精炒幾下，再放鹽炒。他們家講究味精要先放，認為這樣才能入味。」

原來如此！難怪他們吃不出來菜裡放沒放味精。味精只能在起鍋前放。這樣的高溫爆炒，味精已經產生化學變化，喪失鮮味了，更可怕的是，味精經過高溫，還轉變成了致癌物。

有好幾次，我跟一些阿姨說起味精的事情，她們都回答：「我家不用味精，只用鮮雞粉，這可是純天然的！」

其實，鮮雞粉跟味精本質上是同一回事，它的主要成分還是味精，只是再加上一些助鮮劑、鹽和糖罷了。

如何自製「健康味精」

我家廚房裡有各種稀奇古怪的調味料，唯獨找不到味精和鮮雞粉。

那是因為我家有自製的「味精」。

媽媽自製的「味精」有兩種，一種是蘑菇味的，一種是黃豆味的。

蘑菇「味精」做法很簡單：把市場上買來的曬乾的蘑菇——什麼蘑菇都行，例如松蘑、香菇等——用食物調理機打成粉末，裝在調味料瓶裡。做菜的時候，灑一點蘑菇粉，跟用味精一樣方便。

黃豆「味精」的作法要稍微複雜一點：乾黃豆用水泡幾小時直到發脹，瀝乾水分。鍋裡放油，下黃豆，用大火炸到起泡，再改小火炸

到金黃色酥脆起鍋。用瓶子裝好，放在冰箱裡保存。用的時候，放十幾粒到菜裡一起煮就行了。也可以直接做涼拌的調味料。

如果是做湯，這兩種調味料可以一開始就放；如果是炒菜或者燉菜，在菜下鍋之後隨時可以放。要注意的是別在菜還沒下鍋之前放，鍋裡的熱油會把它們給炸糊。蘑菇是抗癌食品，每天吃一點，保健的效果是最好的。平時我們不一定天天都能吃到蘑菇做的菜。把它磨成粉做調味料，就可以隨時補充蘑菇的營養了。

黃豆是抗衰老食品，但是多吃不好消化，容易脹氣。做菜的時候加一點調味，吃的量不多不少，正合適。

這兩樣東西都很鮮，一般的菜，不管放哪一種都可以。如果一定要找出區別，那麼蘑菇「味精」更適合放在肉類菜裡，黃豆「味精」則更適合米粉、麵條、涼粉等澱粉類食物。如果是做青菜或者燉湯，它們倆的味道則各有千秋，可以自己去試一試哪一樣更符合口味。

我曾經問過媽媽這兩種調味料的來歷。媽媽說，蘑菇粉是家裡傳下來的，以前沒有味精的時代，講究一些的廚師就是用這個方法為菜肴提鮮。而油酥黃豆是南方一些地方小吃常用的配料，在吃麵或者吃涼粉時加上一些炸黃豆作為「臊子」，吃起來更香。她由此受到啟發，用炸過的黃豆煮湯燒菜，這種黃豆一煮就軟，鮮味滲入到菜裡，味道果然更好。

泡菜之美

　　我吃過不少好的川菜館，有的相當正宗，但是泡菜的風味，我總感覺比家裡做的差了那麼一點。母親她們做的泡菜之所以特別好吃，關鍵是有一個秘訣，這一點是跟常規的做泡菜方法不同的，一般人都不知道。

　　一種東西，如果能歷經千年而不衰，一定有它的道理。中國人發明泡菜的初衷，大概只是為了長期保存蔬菜。先祖吃了幾千年，漸漸總結出泡菜的許多好處。正因如此，在冷凍、保鮮技術發達的今天，泡菜仍然是許多人離不了口的滋味。

　　吃泡菜不只是吃它的那個味道。蔬菜經過泡製發酵以後，增加了新的營養成分。可能大多數喜歡吃泡菜的人並不一定會意識到這一點，但是我們的身體知道，所以泡菜會讓人感覺胃口大開，這就是「胃以喜者為補」。

　　泡菜具有新鮮蔬菜所不具備的功效，對一些症狀還有防治作用。

　　我家無論老少，如果有頭痛腦熱、肚子疼之類的小病，就會吃用泡菜做的「病號飯」。這種飯開胃、散寒、解毒，即使病得胃口再差，什麼都不想吃，也能吃得下這個。

　　泡菜是酸味的，這種酸味來自發酵中產生的乳酸菌。乳酸菌對於維持人體腸道功能平衡很重要。優酪乳的營養價值之所以遠遠超過牛奶，就是因為它含有乳酸菌。以前的人沒有優酪乳喝，怎麼保持腸道健康？靠的就是泡菜。

　　乳酸菌能維持腸道的生態平衡，還能激發腸道的免疫力，有雙向

調節的作用，既可以殺滅有害菌、調理腹瀉，又可以潤腸通便、緩解便秘。它能清潔腸道，促使腸道中堆積的垃圾排出體外，包括多餘的膽固醇和一些致癌物質。

現在市面上各種乳酸飲料多不勝數，據說品質良莠不齊，引起過不少爭議。其實，在家吃點泡菜，攝取的乳酸菌就足夠了，而且保證是活性的。

老話說，泡菜是「刮油」的，能「刮」掉身體裡的油脂。

泡菜能促進人體對油脂的分解代謝，使它們轉換成營養和能量，不至於堆積在體內變成垃圾。

一個人得高血脂或是脂肪肝的關鍵，不在於他吃多少肉，而是在於他的身體分解代謝脂肪的功能如何。

我見過一些老人，從小嗜吃肥肉，到了七八十歲一點事也沒有，有的還特別瘦，因為他們的身體能夠及時把吃進去的油給代謝掉。而現在呢，從不吃肥肉的年輕人也照樣得脂肪肝。例如我認識的一位男士，他有一個奇怪的特點，就是天生不敢吃肥肉，據說從不滿一歲開始，菜裡夾雜著哪怕只有一點點的肥肉末，他吃到了都會反射性地吐出來，被其家人戲稱為「肥肉篩檢程式」，但他竟然也得了脂肪肝，才三十多歲。好多年紀輕輕就得了脂肪肝的人，都跟他一樣，是由於喝酒、精神壓力、生活不規律等因素，傷了肝，導致肝臟代謝脂肪的能力變差，吃下去的油都瘀在體內，既不能轉化成能量，又排泄不掉，造成血脂過剩。

泡菜能夠提升人體分解代謝油脂的功能，對這類人最有效果。有高血脂、脂肪肝的人，常吃泡菜對降脂會很有好處。尤其是吃肉的時候，一定要配著泡菜一起吃。

❧ 怎樣吃泡菜最健康

各種鹹菜中，泡菜的營養價值最高。而各種泡菜中，又以四川泡菜數第一。四川泡菜的好，在我看來，不僅僅在於它的品質和味道，它無論從配方、選料到食用方法上都很有講究，蘊涵著前人飲食陰陽之道的智慧結晶。

但凡鹹菜，不論是泡菜、醃菜還是醬菜，都得用大量的鹽。鹽是重陰之品，長期泡製的蔬菜會比鮮品更偏於寒涼。

為什麼四川泡菜很少大量地泡黃瓜、白菜？就是因為這兩樣本身就寒涼，泡過之後更涼。

韓式泡菜以白菜為主，所以不得不加大量的辣椒粉和大蒜來調和陰陽。這種吃法對胃的刺激性比較強。順便說一下，韓國泡菜其實不是泡菜，而是醃菜，營養不如泡菜。

而四川泡菜的三大主力品種都是偏辛溫的蔬菜：青芥菜、辣椒和生薑。還有一個比較常用的豇豆，也是偏溫性的，由於溫性不強，久泡偏於涼性，用的時候一般會配上乾辣椒同炒，以求平衡。除此幾種之外，各種蔬菜，很少有久泡的，一般泡半天到一天就可以吃了，吃的時候還拌上辣椒油，才是正宗的吃法，其實深層的道理就是中和泡菜的涼性。

❧ 泡菜的「火候」與亞硝酸鹽

有一種說法，泡菜含有大量亞硝酸鹽，吃多了對身體不好。其實，這是不瞭解泡菜的製作方法而造成的一種誤解。

我們做菜要講究火候。沒煮熟的肉有毒，燒過頭燒焦了的肉也有毒。同樣的，泡菜也要講究「火候」。泡的時間不恰當才會造成亞硝

酸鹽超標。

四川泡菜對於泡菜泡製的時間是很講究的。不同品種的菜泡法不同，泡的時間長短也不同，分為兩個種類：一種是「跳水泡菜」，泡兩三個小時或者半天就熟成了，最好一天內就吃掉，不宜久泡；另一種是老罈子泡菜，泡一個月以上才吃。

而亞硝酸鹽是要從泡菜進罈子的第三天起，才會大量增加的，泡一個星期左右，含量最高，以後就開始下降了，到第二十天以後基本上就消失了。按照普通的泡菜吃法，在泡的一天之內吃掉，和等一個月吃掉一樣，都完全不用擔心亞硝酸鹽的問題。

✅ 肉食配泡菜，預防富貴病

泡菜實在是川菜的精髓。品鑒一家川菜館好不好，只要嘗嘗它的泡菜做得怎麼樣就心中了然了。

要是泡菜的口味不佳，那其他的菜就難以做得道地，因為川菜中十之七八都得用到泡菜做配料。

傳統的川菜常用肉類配泡菜，尤其是做魚料理的時候，幾乎必佐以泡菜。這種烹調手法，不僅僅是為了增加料理的風味，更有保健養生的道理在。

泡菜與肉類一起烹調，可以發揮這些作用：

1. 解膩、去油，防止發胖

泡菜能解肉類的油膩，其實就是把肉類的脂肪分解、轉換成更易於吸收代謝的營養，使人體充分吸收其中的精華，排泄掉多餘的油脂，避免堆積起來使人發胖，血脂超標。

2. 開胃、助消化，防治腸胃病

泡菜是開胃的，它的酸味促進了人體消化液的分泌，使人的消化功能增強。

泡菜和肉類一起烹調，能把其中的營養成分分解成更容易消化的物質，既提高營養的利用率，又減輕腸胃的消化負擔。特別是這樣一來，就縮短了肉食在胃腸中的消化時間。肉食最怕在體內停留時間太長，會腐敗產生毒素，引起胃炎、腸炎和腸道癌症。

3. 去腥、殺菌，預防食物中毒

酸菜魚好吃，整個湯裡全無河魚泥腥味，全靠其中的酸菜起作用。

泡菜能去腥味，實際上就是消毒殺菌。凡生的肉、魚類，都帶有致病菌和毒素，它們的腥味，就是對我們的一種警示。泡菜含有活性益生菌，能抑制有害的病菌，這樣做出來的菜吃起來更安全，也更不容易變質。

🌱 什麼菜不適合做泡菜

記得小時候上學，被北方的同學問過：南方人都用什麼做泡菜？

我想了半天，好像品種太多，數不過來，只好說：什麼都泡啊。

幾位可愛的北方同學們不約而同地脫口而出：例如番茄和黃瓜？

我一時語塞。在那個年代，北方的蔬菜品種實在有限，難怪一說起蔬菜，大家腦子裡首先跳出來的就是番茄、黃瓜了。

好半天，我才向她們解釋清楚：四川泡菜什麼都泡，唯獨不泡番茄和黃瓜。

準確地說，番茄不能泡，黃瓜是可以泡的，但一般很少泡黃瓜，要泡的話最好時間短一點，兩三個小時就撈出來吃掉。

為什麼不泡黃瓜呢？原因有兩個：第一，黃瓜會「壞鹽水」，影

響鹽水的發酵和味道；第二，黃瓜性涼，泡過以後更寒涼，對脾胃虛弱的人不利。

必須單獨泡的菜：辣椒、大蒜及其他

普通的泡菜罈子裡加辣椒，是調味用的。如果需要泡辣椒，必須單獨用一個罈子來泡。母親說，辣椒與別的菜一起泡，會變「空」，也就是裡面的肉質沒有了，只剩一層皮，口感不佳。泡辣椒的罈子裡可以加少量的薑，味道更好。辣椒和薑一起泡不會變「空」。除了薑之外，其他別的什麼菜都不可以放。

大蒜、蒜苔、苦藠、藠頭也需要分別單獨泡，否則會影響別的菜的味道。薑可以跟其他的菜一起泡，沒有禁忌。蒜苔和藠頭則要泡成甜酸味的才好吃。

母親說，從前善做泡菜的人家，泡菜罈子都是一排排擺著的，每一個罈子裡頭都是不同的品種和口味。現在家裡吃不了那麼多，母親就用罐頭瓶子來泡。一瓶一瓶地擺在冰箱裡，也挺方便。

起好泡菜鹽水是關鍵

泡菜的味道完全取決於鹽水。鹽水起得好，泡菜才會好吃。好的鹽水越陳越香，稱為老鹽水，那可是家中一寶。

一般起鹽水是用清水。而母親做泡菜，不用一滴清水，全部用醪糟水，也就是米酒。這樣的鹽水，在發酵時不容易產生雜菌，味道醇香。

泡菜有「生下」、「熟下」之別。「熟下」是起鹽水和洗菜用的水都用「熟水」，就是冷開水，這種做法有點麻煩，每次洗菜都必須

用冷開水，沾了一點生水，泡菜就壞了。「生下」是起鹽水和洗菜都用「生水」，就是普通的自來水（從前是用井水）。這樣做出來的鹽水不「嬌氣」，不怕沾生水，每次放入的新菜只需要用自來水清洗就行了，甚至不用晾乾，帶一點水珠也無妨。

母親說泡菜鹽水有一個特點：頭一次用什麼水，以後只要繼續用同一種就沒問題，一旦沾了別的水就會壞。因此泡菜不僅要分「生下」、「熟下」，還不能「搬家」，搬了家，水質不同了，鹽水也保不住。

❧ 起泡菜水的調味

泡菜用最普通的食鹽就可以了，儘量不要用營養強化鹽。講究一點的話，可以到超市買專門的泡菜鹽，也叫醃製鹽，這種鹽是粗鹽，與精鹽不同，不是粉末狀，而是大顆粒的。泡菜鹽泡出來的菜更爽口，不容易發軟。

泡菜水只放鹽是不夠香的，還要再加四樣東西：紅糖、花椒、辣椒、薑。

鹽水裡加一點糖，吃起來並沒有甜味，卻比不加糖的要香得多。加紅糖又比加白糖味道好，泡出來的菜顏色也更好看。

花椒可以給泡菜水增加香味，還有殺滅雜菌的作用。一罈子菜，放二三十粒花椒是吃不出麻味的，所以怕麻的人也不用擔心。

第一次泡菜，泡菜罈子裡要加一些辣椒和薑調味。沒有新鮮辣椒和子薑，放乾辣椒和老薑也可以。泡過的薑可以撈出來炒菜，子薑比較嫩，切絲、切片都行，老薑則可以剁碎了再炒。

🍃 泡菜水的養護

泡菜水的養護，一是保持適當的口味；二是防止生花。

如果感覺泡菜太酸了，就再放一點鹽；感覺過鹹，就再放點糖。

辣椒和薑是最養泡菜水的，如果感覺泡的菜不香了，再加點辣椒和薑就行了。紅蘿蔔皮、芹菜、甘蔗，都是養鹽水的，可以長期泡在罈子裡，用來調味，一般不吃。

新鮮的紫蘇也可以改善鹽水的味道，放幾株就夠了。母親說，她小時候紫蘇還是野菜呢，市場上沒有賣，都是去郊外玩的時候順便找找。找到一點，回來就放到泡菜罈子裡，下次找到了，再放。

有一些菜是壞鹽水的，就是會影響鹽水的發酵和味道，泡著好吃但不宜多泡、久泡。這樣的菜一般是含水量比較多的菜，例如黃瓜、高麗菜、白菜、茄子和西瓜皮等。這些菜適合用來做跳水泡菜，要在半天到一天以內撈出來吃掉。

泡菜是最講究衛生的，一點都不能污染，一旦污染，泡菜水就會「生花」，就是長出白膜。這種白膜是酒花菌，它能分解乳酸菌。酒花菌多了，泡的菜就會變軟，甚至腐爛。

如果泡菜生花起白膜，要及時清除掉，再放些白酒去殺菌。

防止泡菜生花有幾點要注意：

1. 每次放完新菜，要加點鹽，多少都可以，重點是一定要放。

2. 洗菜的水不能換。「熟下」法做的泡菜，洗菜的水得用冷開水。「生下」法比較方便，蔬菜用自來水沖洗乾淨，稍微瀝乾，不滴水就可以下到罈子裡。切菜的時候，能不用刀則不用刀，刀有鐵味。最好是用手撕開或者掰開。

3. 一定要單獨準備一雙新筷子，專門撈泡菜用。用過的筷子即使洗乾

淨，也難免會有油污。

從前的人家裡用大泡菜罈子，下面的菜用筷子撈不到，都是用手撈的。不僅手要洗得很乾淨，指甲也要洗乾淨才行。老人有一種很玄的說法：手出不出菜因人而異。有的人抓菜罈子裡的菜越抓越香，有的人抓菜越抓越臭。母親分析，這其實就是手乾淨不乾淨的區別，還有一種人是汗手，他抓的菜就容易壞。

母親特別強調，如果用泡菜罈子，也就是養水罈子，罈衣水不能乾，乾了就「喝風」、進空氣了，起不到密封作用。

泡菜的最理想溫度是在20℃～30℃之間。太熱了泡菜會變軟，太冷了乳酸菌又不容易發酵。夏天泡菜最容易壞。玻璃瓶子裝的必須放冰箱。最好放在冰箱的蔬菜格，那裡的溫度恆常在4℃～8℃之間。

泡菜罈子不用放冰箱，但是也要儘量放在陰涼的地方，同時用鹽和白酒來保養。多放一點鹽、經常加白酒就能保護好鹽水。

不用每次泡菜都加白酒。尤其是那種泡半天就熟成的菜，不要放酒，否則泡出來的菜會有酒味。泡一些需要時間才能熟成的菜，就可以加點酒。

怎樣選擇泡菜的容器

剛開始做泡菜，或是家裡人口少，泡的菜不多的話，其實不需要買專門的泡菜罈子，找個乾淨的玻璃瓶就可以了。口要大一點的，方便取菜。如果是金屬瓶蓋，要用保鮮膜包一下，金屬難免生銹，帶鏽的水滴到瓶裡會產生污染。

夏天用玻璃瓶做的泡菜，一定要放進冰箱。因為玻璃不透氣，不

能散熱，天一熱泡菜就容易壞。

如果長期吃泡菜，就要買專門的泡菜罈子了。

泡菜罈子，又叫養水罈子，罈口有一圈邊槽，叫做罈衣。罈蓋扣在罈衣裡，再往罈衣裡注滿水。泡菜的香味是靠乳酸菌發酵形成的，乳酸菌喜歡沒有氧氣的環境，同時它發酵的時候又會產生氣體。罈衣裡注滿水，罈外的空氣進不去，罈內產生的氣體卻可以排出來，這樣的設計非常巧妙。

母親建議，新起鹽水的時候，不要用大的罈子，否則要很多醪糟水才夠用，太浪費。用小的罈子，或者用玻璃瓶都可以，這樣買兩斤醪糟就夠用了。泡一段時間以後，菜汁泡出來，鹽水會越泡越多，這時候可以再換到大的泡菜罈子裡。要是泡出來的水太多了，還可以取出來燒菜。凡是需要放泡菜或者泡薑、泡辣椒的料理，就可以用泡菜鹽水代替，味道很不錯。把煮熟的雞爪用泡菜水泡上半天，就是現在流行的涼拌菜泡椒鳳爪。

要做出好吃的泡菜，選一只好的罈子很重要，所以母親對於泡菜罈子的選擇很講究。

首先，要選土陶罈子，稱為瓦罈，裡外都不上釉的那種。土陶罈子透氣，容易散熱，做的泡菜不容易壞；外層上過釉的罈子好看、光滑、容易清潔，但不透氣，泡菜容易壞。裡面上過釉的就更不行了，釉料中的有毒成分會析出到泡菜水中。土陶有氣孔，油污會滲透進用過的罈子裡，沒有辦法洗乾淨，所以泡菜的土陶罈子必須用新的。

其次，泡菜罈子要挑沒有砂眼和裂紋的。新的土陶罈子買回來要用清水泡至少兩天，一天必換三次水，這樣才能去除氣孔中的雜質。同時順便可以觀察罈子是否漏水。

現在也有玻璃做的泡菜罈子，這種罈子也可以用，它的好處是可以看清楚裡面的內容物，比較漂亮，但缺點也是不透氣，夏天必須放進冰箱。

❧ 如何製作風味絕佳的泡菜

泡菜是要現撈現吃的，想常吃泡菜，還是得在家裡自己做。

我的外婆善做四川泡菜，母親和她的姊妹得其親傳，也都做得一手好泡菜。

做泡菜，媽媽有秘訣。這個秘訣，說破了極其簡單，就是起泡菜鹽水的時候，不放一滴清水，而用醪糟（酒釀）水代替。這樣起的鹽水全是由米酒和菜汁泡成，沒有一滴清水，味道當然好了。

外婆教的傳統泡菜做法，最適合家庭製作，整個過程大約只需要一小時。

材料：淨的廣口玻璃瓶一隻，醪糟兩斤，紅糖、花椒、鹽、新鮮辣椒、子薑、時令蔬菜適量。沒有新鮮辣椒和子薑，可以用乾辣椒和老薑代替。
作法：
1. 將無渣的醪糟水（米酒）輕輕倒入玻璃瓶。
2. 放入紅糖和花椒。兩斤醪糟約有一斤多醪糟水，大約需要紅糖 20 克、花椒 20 到 30 粒。
3. 辣椒、子薑和其他蔬菜洗淨瀝乾，放進瓶子。
4. 把菜全部放進瓶子，最後在上面蓋一層鹽即可。依自己的口味決定鹽量多寡。
5. 蓋緊瓶蓋，放在陰涼處。如果是夏天，要放進冰箱冷藏保存。

泡什麼蔬菜比較好呢？剛起的鹽水，最好泡一些甜椒或是青辣

椒，既增加鹽水的風味，又容易泡熟，兩三小時以後就可以吃了。

特別提醒：

1. 做泡菜不要沾上油汙，否則鹽水會壞。

2. 洗菜的水用家裡普通的自來水就可以了，水分稍微瀝乾一下就好，有點水珠也不要緊。只要每次洗菜的時候，都用同樣來源的自來水，泡菜鹽水就不會壞。

3. 新做的泡菜，不要放太滿，到八分滿就可以了，新起的泡菜過幾天會「翻泡」，就是發酵膨脹，所以要留點餘地。過一段時間，就可以放滿了。

4. 一定要先放菜，後放鹽。因為鹽是沉底的，如果先放鹽，上面的菜就會壞。後放鹽，它會慢慢往下滲透。做泡菜不需要用一層鹽一層菜的做法，那種做法適用於無水起鹽水法，也就是罈子裡沒有水的那種，例如榨菜。

5. 玻璃瓶可以換成泡菜罈子，做法一樣，只是不需要放冰箱保存。

6. 每次放新菜的時候，一定要加一點鹽，多少都可以，如果鹽水鹹，就少加一點，淡，就多加一點，但是絕不能不加，否則菜會壞。

🌱 跳水泡菜──補充維他命和纖維素的最佳選擇

好多人喜歡吃各種營養補充藥片，但這種以人工方式補充的營養素是否對人體有益，還是個有爭議性的話題。與其做現代醫學的小白鼠，不如每天吃一小碟跳水泡菜，就足以補充維他命和纖維素了。

跳水泡菜，是指泡兩三個小時到半天就可以吃的泡菜。因為泡的時間很短，下到罈子裡很快就撈出來，所以被形象地比喻為「跳水」。

跳水泡菜一般不放調味料，而是直接食用。泡半天以內最好吃，

超過一天，就過鹹了；超過兩天，就變軟，不好吃了。

這種泡法能最大限度地保存蔬菜的天然營養，尤其是因為沒有經過高溫蒸煮，其中的維他命C不會被破壞。而泡製過程中，又增加了新鮮蔬菜所不具備的維他命B群。

哪些菜適合做泡跳水菜呢？一般質地脆嫩的菜都可以。

青椒、菜心、高麗菜、白菜、黃瓜等，泡兩個小時就可以吃了。

胡蘿蔔、蕪菁、茄子、苦瓜等泡的時間要長一點，需要半天。早上泡，晚上吃；晚上泡，第二天早上吃。

還有一些菜泡的時間可長可短。像洋薑（菊芋）、螺絲菜和蘿蔔皮，半天就熟成了，又耐久泡，泡幾個月也不會軟。

跳水泡菜的首選是青椒，綠色的或紅色的甜椒和青辣椒都可以。青椒要挑肉質厚的，比薄的好吃。青椒是維他命C之王，維他命含量特別豐富，很適合生吃或泡著吃，維他命不容易被破壞。

菜心要先去掉葉子，削掉皮再泡，泡好之後切成條裝盤，澆點紅紅的辣椒油，就是有名的小菜「水晶萵筍」。菜心含纖維素很多，泡菜心能清胃熱。

高麗菜用手撕成一片片的泡就行了。慢性胃潰瘍的人吃泡高麗菜，有消炎的作用。另外白菜、黃瓜是壞鹽水的，不要多泡。

夏天買到生的西瓜，可以拿瓜皮來泡。要先去掉青皮，並且一定要把紅瓤刮乾淨。母親說她小時候家裡還專門去買拍賣的生瓜，回家泡瓜皮吃。生瓜的瓜皮脆嫩，泡出來別有風味。老瓜皮就不適合泡了，但可以拿來燒菜吃，也非常不錯。

泡胡蘿蔔也是非常好吃的。不用切，整根泡下去，過半天撈出來再切成段就可以吃了。

泡茄子不要用圓茄子，要用長茄子，而且越嫩越好，茄子泡出來綠綠的，有一個好聽的名字叫「綠絲茄」。不過，剛起的鹽水不要泡茄子，要等到酸水出味道以後再泡才好吃。

苦瓜剖開，去瓤，整根泡。苦瓜雖然是涼性的，但它與黃瓜不同，它的寒涼是清心火的，不傷胃。所以老人可以吃泡苦瓜，但要少吃泡黃瓜。

🌱 糖醋泡菜

四川泡菜除了酸菜之外，還有一種糖醋口味的泡菜，也非常好吃。糖醋泡菜一般泡的是大蒜、蒜苔、藠頭和子薑。

糖醋泡菜的做法如下：

材料：乾淨的玻璃瓶或泡菜罈子、藠頭、鹽、紅糖、米醋
作法：
1.藠頭剪去空心的葉子、摘去根鬚，留下實心的青頭部分，洗淨。
2.放鹽拌勻，過一會嘗一下，不辣了就是熟成了，可裝罈。一定要用鹽醃至熟成，否則會壞。
3.以三：七的比例加入紅糖、米醋，蓋上蓋子，一個月左右就可以食用了。

同樣的方法也可以泡大蒜、蒜苔和子薑。每種單獨泡一個罈子，這樣才不會互相影響味道。糖醋泡菜酸甜可口又不鹹，一罈子一下就吃完了。

蒜、薑、藠頭都是辛辣之品，雖然有防癌抗老、增強免疫力等許多好處，但刺激腸胃，又容易產生內熱，讓人又愛又怕。泡成糖醋味之後，辣味減輕，溫和不刺激，就可以盡享它們的美味了，不用擔心

傷陰、上火。

　　糖醋泡菜中，最有特色最好吃的是糖醋藠頭，有開胃健脾的作用。

　　外婆泡的糖醋藠頭非常好吃。母親記得她小時候，一罈藠頭才剛剛泡熟，外公的學生們就聞風而來，個個都要求吃「師母做的藠頭」。不到兩天，好大一罈子藠頭就被吃得精光了。

藥食同源的泡菜二寶——洋薑和螺絲菜

母親說，洋薑賤，特別容易活，連洗洋薑的水隨便潑到地裡都能長出洋薑來。母親還特別想念她的螺絲菜，偶然一次在超市發現有新鮮的螺絲菜賣，高興得當寶貝似地買回家。後來我發現老北京的醬菜有醬甘露，就是用螺絲菜做的。可惜醬菜過鹹，非母親所喜，她念念不忘的，還是地紐兒（螺絲菜）泡菜的清爽味道。

有一些東西好像就是為了做鹹菜而生的，比如洋薑和螺絲菜，口味平淡無奇，但做成泡菜之後卻特別的出眾，又脆又嫩，清香爽口。

洋薑和螺絲菜泡起來特別方便，泡下去半天就可以吃。要是來不及吃，留在罈子裡，泡多少天都不會變軟，想什麼時候吃都可以。

洋薑長得像薑，但是跟薑完全沒有關係。我總覺得洋薑開的花像迷你的向日葵，特意查了一下，原來它跟向日葵是同一屬的植物。怪不得習性也像，不怕冷，又耐旱。

人類的食物中，凡是自身生命力超強的東西，往往具有很強的保健作用。洋薑就是一個例子。

洋薑有清熱祛濕的作用，尤其善於祛除脾經的濕熱。當人體內蘊結了多餘的濕熱，影響到脾，就會打亂人體的消化功能，特別是對水液的代謝功能。人體內的水液不能被輸送到該去的地方，而是在不該停留的地方氾濫成災，比如小便短少發黃而大便卻稀溏不成形。嚴重的還會出現水腫或是濕疹。

洋薑做成泡菜之後，祛濕利水的效果更好，因為泡菜的鹽水能引洋薑的藥性到膀胱經，促使濕熱之邪透過小便排出去。

因此吃泡洋薑有消除水腫的作用，還可以調理消渴病。

早上起來眼泡浮腫的人，還有久坐之後下肢浮腫的人，可以常吃泡洋薑。

消渴病就是糖尿病，凡是糖尿病出現消化道症狀的，例如腹脹、口渴、胃熱等等，每天吃點泡洋薑就能緩解。

洋薑也可以切成片炒肉。洋薑不適合清淡的做法，最好是加點豆瓣醬來炒，才有味道。當然，洋薑還是泡著吃最爽口。

螺絲菜更是專走泡菜和涼拌菜路線的了。它和洋薑口感有些相似，但個頭要小得多，樣子有點像螺絲起子，故得名。

螺絲菜跟洋薑吃起來差不多，作用卻不盡相同。

這兩樣菜都是清熱解毒的，但是洋薑以祛濕為主，而螺絲菜以祛風為主，可以調理風熱感冒和風濕性關節炎。

洋薑主要入脾經，調理濕熱蘊脾之證。而螺絲菜主要入肺經，調理風痰阻肺之證，比如咳嗽、哮喘、支氣管炎。

洋薑利小便，而螺絲菜通大便。便秘的人可以吃螺絲菜，便溏的人則要吃洋薑。洋薑能消水腫，而螺絲菜能消血腫，比如牙齦腫痛、咽喉腫痛。

洋薑是糖尿病病人的保健菜，而螺絲菜是肺結核病人的藥膳。

母親叫螺絲菜「地紐兒」。她說，從前地紐兒很常見，引進洋薑以後，因為洋薑產量高，種地紐兒的人就少了。但母親始終懷念它那種比洋薑細嫩的口感。

包包酸鹽菜，好吃驅寒濕

　　這種酸鹽菜泡飯平時也可以吃，是很方便的速食。如果沒有感冒，可以在泡飯裡加雞蛋，如果再加上蝦皮和紫菜，兼補鈣，營養就更完整了。把上一頓飯剩下的米飯做成這種泡飯，連湯帶菜就全有了。尤其在冬天熱熱地吃下去，感覺非常舒服。

　　泡製時間長的菜，叫老罈子泡菜，這種泡菜一般是用來做燒菜時的佐料的。這其中，最具有代表性的是酸鹽菜。

　　酸鹽菜，簡稱酸菜，著名的酸菜魚用的就是它。川廚做菜，離不開兩樣東西，一個是豆瓣醬，另一個就是酸鹽菜。酸菜在四川泡菜中的地位，就像朝鮮泡菜中的辣白菜。母親說，她小時候家裡都是成百斤地買回來泡，泡一次能吃一兩年。

　　酸鹽菜的原料是包包青菜。這種菜是芥菜的一種。芥菜分不同品種，有的吃葉，有的吃莖，有的吃根。例如芥菜疙瘩就是吃根的，雪裡紅是吃葉的，蓋菜的莖和葉都可以吃。包包青菜跟蓋菜很像，它的葉柄特別膨大，白白的，鼓起來象一個小包，所以叫包包青菜。

　　包包青菜的「包包」可以切下來單獨做跳水泡菜，脆脆的，非常好吃。它的肉質肥厚，泡的時間比一般菜要長一點，需要兩天。包包青菜沒泡熟的時候含有氫氰酸，最好不要吃。

酸鹽菜的做法

　　整株的包包青菜做成老罈子泡菜，就是酸鹽菜了。母親是這麼做的：

材料：包包青菜一整株
作法：從菜中間縱切一刀，不要切斷，沿切面分開，在兩個切面上再縱切幾刀，也都不要切斷。這樣剖開以後，青菜容易乾，而且不會變老韌。把剖好的青菜放在通風處晾至七分乾，放進水裡輕輕搓洗乾淨，瀝乾水放泡菜罈子裡，一個月以後就可以吃了。

　　這種菜比較消耗鹽水，罈子裡的鹽水要比較多才可以泡。一般泡酸鹽菜都是一次多做點，吃上一年。

　　泡酸鹽菜不需要用單獨的泡菜罈子，它跟其他菜泡在一起，味道會更好。泡酸鹽菜的罈子裡一定要有辣椒，否則不好吃，出不了酸鹽菜特有的風味。

　　酸鹽菜是做菜常用的調味料，燒肉燒魚都可以，既解油膩，又增添鮮味；用來燒湯更是鮮美，抓一把酸鹽菜切末，下鍋放油炒一下，加水煮開，再隨便放點配菜，就是一鍋好湯了。

感冒頭痛，請吃酸鹽菜泡飯

　　凡普通泡菜有的保健功效，酸鹽菜都具備。它能散寒卻不過熱，能祛濕卻不過燥，能開胃又能和胃，能止嘔又能通便。有時候因為輕微的外感，或者是飲食內傷，感覺有點不舒服，但又不想吃藥的時候，就可以吃點酸鹽菜，既能儘快恢復，又能避免藥物的傷害。尤其是孕婦和小孩，特別適合用這種溫和的方法來調理。酸鹽菜泡飯是我家傳統的「病號飯」，它對感冒頭痛胃口不佳者尤其有效：

材料：酸鹽菜一把，泡辣椒幾根。
作法：酸鹽菜擠乾水分，切細末。鍋裡放植物油，下酸鹽菜和泡辣椒炒一下，加水，水開後放入米飯或麵條，可以再加點青菜，煮兩分鐘起鍋。

切記兩點：

1. 不要用動物油，否則不香。

2. 不能加雞蛋。感冒需要散寒，而雞蛋是補氣的，會把寒氣關閉在體內。

下飯又補腎，要數酸豇豆

有時候家裡吃芹菜留下了梗，沒什麼用，母親就會把它們細細地切碎了，跟酸豇豆一起炒著吃，這樣吃起來一點都不覺得粗韌，反而別有一番風味。

老罈子泡菜中，酸鹽菜是大眾菜，比較高級一點的是酸豇豆。酸豇豆不僅好吃，它還具有普通泡菜所沒有的作用。

酸鹽菜、泡椒、泡薑等都是辛散的，散寒、祛濕，而酸豇豆卻是補的，可以補腎。酸豇豆補腎不是大補，而是清補，補中有泄，既能補腎氣，又能清濕濁。它的作用特別平和，男女老少皆宜，是特別適合慢性病人的日常保健飲食。

酸豇豆的做法

泡豇豆一定要用嫩豇豆，也叫線豇豆，越細越好，籽鼓出來的就不好吃了。

夏天豇豆盛產的時候，把新鮮的豇豆買回來洗乾淨就可以直接泡，量比較多的時候，可以把豇豆一捆一捆地編成辮子，放太陽下曬一下，讓它們稍微有點乾了再泡。如果泡菜罈子大，散的豇豆得一根一根去撈，編成辮子就方便多了，一抓就是一把，切的時候也好切。

豇豆泡20天以上就可以吃了。新泡好的豇豆，可以直接吃。泡得越久，味道越酸。泡一次豇豆，可以吃一年。用的時候撈出來，切成碎末，跟肉末一起炒就是酸豇豆炒肉末了。

🌿 怎樣吃酸豇豆才不過鹹

泡得時間長的酸豇豆比較鹹，怎麼吃好呢？母親自創了用酸豇豆炒新鮮蔬菜的方法，來中和它的鹹味。

母親最常做的是酸豇豆炒青椒和酸豇豆炒芹菜，都是下飯的好菜。做法很簡單，下鍋兩分鐘就炒好了：

1. 把酸豇豆沖洗一遍，去掉一些鹹味，切成碎末。
2. 鍋內放幾粒花椒，再放油，小火把花椒炸香，加入幾個乾紅辣椒熗一下鍋，迅速把豇豆末倒入炒一分鐘。
3. 加青椒末或者芹菜末翻炒一下馬上起鍋。

這道菜也可以加肉末，在放乾辣椒之後，先放入肉末炒到七八分熟，倒入料酒，再放入豇豆。

乾辣椒很容易炸糊，需要一手放辣椒，一手放肉末，先後緊跟著下鍋。新手可以把幹辣椒先用水淋濕，再下鍋就不會糊了。

母親特別提醒：酸豇豆炒芹菜末最好晚上吃，因為吃芹菜會產生光敏反應。

醃菜與黃豆同吃，大有胡桃滋味

大才子金聖歎臨死前特意寫信給家裡人：「醃菜與黃豆同吃，大有胡桃滋味。此法一傳，我無憾矣。」看來美食之道，與健康之道，往往是殊途同歸的。

比起泡菜，醃菜的普及範圍要廣得多。在沒有冰箱的年代，中國地無分南北，戶無分貴賤，幾乎家家都做醃菜。

醃菜不如泡菜含乳酸菌多，含鹽量也更高。但醃菜比泡菜容易做，儲存、運輸都更方便。所以四川的泡菜雖好，但走遍全國、乃至行銷海外的還是四川的榨菜。南方人吃的最多的是鹽醃雪裡紅。醃雪裡紅，上海叫雪菜，大江南北都能見到。雪菜豆瓣酥、雪菜黃魚湯、雪菜肉絲麵等都是經典的家常菜。

在北方常見的是東北的酸菜和朝鮮泡菜。朝鮮泡菜名為泡菜，其實也是醃菜。

四川的醃菜比較特別，用料、做法都有獨到之處，在別的地方少見。有著名的四大醃菜：涪陵榨菜、敘府芽菜、資中冬尖、內江大頭菜。這其中，榨菜最有名，但風味並不算第一。冬尖、芽菜醃的都是芥菜葉和梗，一鹹一甜，各有妙處。四川人過年必吃的燒白，就得用這兩種醃菜來做。四種醃菜中，最好吃的還是內江大頭菜。做得好的，一開罈香氣四溢，號稱十里香，滋味絕佳。它最大的好處是不太鹹，甚至可以當零食吃。

尋常飲食，加點醃菜就能增添許多滋味。江浙人可算是最愛吃醃菜的了。那一帶的老一輩人普遍長壽，尤其是農村，九十歲以上的老

人很多，而他們的一日三餐，大多只是以醃菜佐飯而已。

醃菜的營養並不比新鮮蔬菜差。雖然經過長期的晾曬醃製，仍然保留蔬菜大部分的營養，而且礦物質含量比新鮮蔬菜還高，比如鈣、鐵、鉀，等等。

醃菜中的鈣，是乳酸鈣，比普通的鈣更容易被人體吸收。吃鈣片補鈣很難吸收，還可能得結石，不如喝點醃菜大骨湯，連鈣帶維他命一塊都補了。

醃菜與泡菜的功效類似，可以降血脂、抗病毒、開胃、助消化。肉食加上醃菜，能殺菌、去腥、解油膩，促進營養吸收。梅菜扣肉和燒白用的是肥膩的五花肉，可是加上醃菜一蒸，就化腐朽為神奇了。

豆子營養好，但是難消化，吃多了還會脹氣，配上醃菜一起吃就好消化了。而且豆子加上醃菜，還特別美味。

一家之政觀於竈——
做醃菜的手藝是主婦的傳家寶

從前路邊常有賣大頭菜的小販，小孩子花一兩分錢就可以買到用一小張紙包著的幾片大頭菜當做零食吃。現在的小孩可沒那個口福了。

最健康的醃菜方法——倒罈法

古人說：「一家之政觀於竈」。客人來了，嘗嘗這家的醃菜做得怎麼樣，就能得知這家主婦持家的本領了。

醃菜的做法五花八門，各家有各家的方法；不同的方法做出來，口味和營養相差很遠。

最好吃、最健康的醃菜是用傳統倒罈方法做出來的那種，有特殊的發酵香味，是普通方法做出來的醃菜所不能比的。

倒罈醃菜是把醃菜罈子倒扣在裝滿水的盤子裡，既隔絕空氣，又能排出罈內的菜水，亞硝酸鹽什麼的都隨著菜水排淨了，不生雜菌，醃出來的菜味道特別醇香，而且越陳越香。講究的，要放置一年以上。

超市裡賣的那種工業化大量生產的醃菜是丟在大池子裡醃製的，不會用這種費時的方法。要吃這樣的醃菜，得到農貿市場去找。

這種做醃菜的方法，在江浙一帶叫「倒篤菜」，在西南等地叫「匐菜」。用來醃製的匐罐形狀與泡菜罈子一樣，但沒有裝水的罈沿。

倒罈醃菜的主要原料是芥菜。芥菜的種類很多，其中雪裡紅是比較大眾的，做法比較講究的是用青芥菜、棱角菜和大頭菜。母親說，

她小時候家裡還用蘿蔔纓做，做出來也一樣好吃。

四川著名的四大醃菜，傳統正宗的都是用這種方法醃製的。

用棱角菜做的醃菜，就是大名鼎鼎的榨菜；用大頭菜做的呢，就是大頭菜；用青芥菜嫩尖做的，鹹的就是冬尖，甜的就是芽菜。

整株的青芥菜、雪裡紅、蘿蔔纓這些綠色菜做出來的醃菜，又通稱鹽菜。鹽菜可直接吃，也可炒菜、做扣肉、包子。四川人做的鹹包子，都是用鹽菜做的。

🌱 醃菜的傳統做法

以下為大家介紹我家多年來沿用的做法。

材料：匋罐，青芥菜適量，乾淨的乾稻草一把，竹片幾根。

作法：

1. **晾菜** 整株青芥菜從中間縱切一刀（不要切斷），沿切面分開，在兩個切面上再縱切幾刀，也都不要切斷。把剖好的青菜放在通風處晾幾天，晾到七成乾。

2. **拌鹽** 把晾好的菜用清水搓洗乾淨，瀝乾水。放到一個大的陶缽或不銹鋼盆中，（注意不要用搪瓷或塑膠的容器），撒上鹽，拌勻，晾開，稍微散一下水氣。

3. **裝罈** 把菜裝入匋罐，壓得越緊越好，不要裝太滿，與罐子口留一點距離，再用乾稻草塞滿罈口。把竹片紮成米字形，放在壇口用力按下去，使竹片周圍卡在壇邊上，中間壓緊稻草，這樣倒扣時菜就不會掉出來。

4. **倒罈** 把整罈菜翻過來，扣在專門的盤子裡，盤子裡放入水，使其與空氣隔絕，同時罈子裡的水也能往下流。

罈子裡的菜大約一個月以後就可以吃了。取出來的菜要馬上吃，放到第二天就會生白黴了。每次取出菜後，再用同樣的方法把罈子倒

扣回去保存。罈子裡的菜變黑的時候，香味就會出來了。鹽菜是越陳越香，醃一年以上的更好吃。只要盤子裡的水不乾，泡幾年都不會壞。

如果用青芥菜的嫩尖做這種鹽菜，就是好吃的冬尖，是做扣肉的最佳佐料。雪裡紅、蘿蔔纓也可以用同樣的方法做成鹽菜。

榨菜的家庭簡易做法

榨菜的原料是棱角菜，也是芥菜的一種，但它是專門吃莖的。棱角菜靠近根部的莖特別膨大，還有一個個的鼓包，外皮綠色，裡頭白色，口感脆脆的。

榨菜分辣的和不辣的兩種。要吃不辣的，最好用前面說的倒罈醃菜法來做。把稍微曬乾的棱角菜切塊或切片，加鹽醃一下，裝罈，其他步驟跟做鹽菜一樣。

如果要吃辣的，則不需要用罈子。找一個乾淨的容器，把棱角菜稍微曬乾洗乾淨，切成片，稍微去除水氣，拌上鹽、花椒粉、辣椒粉，加蓋密封，一天以後就可以吃了，放得越久越好吃。榨菜不用入菜，取出來就可以直接當小菜吃。

母親再三囑咐，榨菜特別嬌氣，容易壞，操作過程一定要保持清潔，千萬不能污染。

醃大頭菜的家庭簡易做法

大頭菜，是芥菜中專門吃根的一類，有點類似於北方的芥菜疙瘩。長得像不規則的圓柱形，褐色，皮皺皺的，水分比較少，口感有韌勁。

傳統方法也是用倒罈法醃製的。現在家裡人口少，吃不了那麼多，母親試著用瓶子來做，也不錯。做法如下：

材料：大頭菜一顆，鹽、花椒粉、辣椒粉適量

作法：大頭菜稍微曬乾洗乾淨，從中間剖開，不要剖斷，在斷面上劃幾刀，撒上調味料後合攏，用麻繩或棉線紮緊，裝到瓶子裡，瓶口用保鮮膜紮緊密封。

　　幾天後熟成了就可以吃了。把大頭菜取出，橫著切成片，因為醃製之前用刀劃開過，每片都散開成一絲一絲的，每根絲上都沾著辣椒粉，吃起來又香又辣，有一種嚼豆腐乾的感覺，跟其他的醃菜大不相同。

　　如果是用倒罈法醃製一年以上的，一打開罈子，濃郁香氣撲鼻而來，那種美味難以形容，絕對是醃菜中的經典。

綠色蔬菜的健康吃法──飛油水

幫忙做家務的保姆做菜如果達不到標準，媽媽就親自動手，在廚房裡備好料等著，當家裡人一踏進家門，就馬上開火炒菜。確保大家一回家就能吃到飯，而且還是熱騰騰的。

我媽媽對於吃飯的營養特別講究，有時會把自己搞得比較辛苦。例如料理做綠色蔬菜，為了儘量保存維他命，必須大火快炒，炒好以後必須馬上吃；還要少放油和鹽，這樣才健康。

夏天廚房本來就熱，再開上大火爆炒，媽媽往往熱得滿頭大汗。勸了她好多次，要她讓保姆先把菜做好，就算炒得不得法或者是放時間長了損失點營養也無所謂，這樣自己就不用辛苦了。但她寧可自己累著。

幾年前有一天，我突然靈光一現，想起了廣東人焯蔬菜用的「飛油水」的方法。如果把蔬菜從炒改為焯，這樣做菜的人不用受熱吃油煙，吃菜的人又可以少吃點油鹽，那不是很好嗎？

「飛油水」是這樣做的：燒一鍋水，放一丁點的油和鹽，水開後把綠色蔬菜放下去焯熟，馬上撈起來迅速過一下涼水就可以了。

這樣焯出來的蔬菜綠綠的，顏色好看，焯過的水還可以拿來做湯，營養一點都不浪費。

我家人平時吃得清淡，把焯好的菜直接裝盤就吃了。口味比較重的人，可以淋點蠔油或者放點佐料拌一拌。

這方法簡單，誰都會做，不用媽媽親自動手。做起來又快又方便，口味又清淡，尤其是夏天，吃起來很舒服。它跟涼拌菜不一樣的地方，

是焯好的菜過一遍冷水還是溫的。有的人胃寒，吃冷的東西會胃痛不舒服，就適合吃這樣的菜。水裡一定要放油和鹽，這樣才能保存更多的營養素，用普通的沙拉油就可以。媽媽更喜歡用動物油，它比植物油乳化效果好，容易分散，保存的營養素多，煮出來的菜顏色更加碧綠。焯的時候不要蓋鍋蓋，這樣菜就不會被焐黃。焯好後過一下涼水，能保存更多的維他命。 自從用了這個方法，我們吃綠色蔬菜幾乎都不炒了，全部「飛油水」，好吃又方便。

餃子湯的妙用

更年期的婦女、過動的孩子，沒事多喝喝麵湯，會很有幫助。就算是一般人，心神不寧、情緒波動的時候，吃點餃子喝點麵湯也會感覺愉快多了。怪不得過年大家都要吃餃子呢。

過年了，大家聚在一起吃餃子。姨媽夾起一隻，「咦」了一聲：「你這個餃子怎麼有點發紫呢？」我笑了：「別人都沒發現，你的眼力最好，我的小秘密終於暴露了。」

是這樣的，我在餃子湯裡順便焯了些蔬菜，其中正好有南方運來的紅鳳菜，湯色變紫，把餃子也染上了顏色。

煮餃子焯菜這個方法其實是我媽媽的發明。

北方人都知道，煮餃子，水開後加點冷水再煮，餃子皮就不會被煮破。媽媽學會這個方法以後，自創了妙招：水開後不放冷水而放蔬菜，既起到了降溫的目的，又順便把菜給焯熟了，一舉兩得，時間和能源都節省下來了。

蔬菜放到餃子湯裡焯熟，相當於「飛油水」。比那還更簡單，水裡連油鹽也不用再放，餃子湯裡含有的澱粉和鹽，就足以保護菜裡的營養素不流失了，而且煮出來的菜可以保持原來的鮮豔顏色。

餃子入鍋後，煮開了放入蔬菜，再開鍋就可以把菜撈起來了。要敞著鍋蓋煮，這樣菜就不會變黃。起鍋後淋點冷水更好，可以保持菜的營養和風味。

那天我煮的是冷凍餃子，水開後原本應該加兩次冷水，最後一次開鍋後還要煮一分鐘。利用這三次機會，正好焯熟了三種蔬菜：豌豆

莢、紅鳳菜和豌豆苗。豌豆莢煮熟要花的時間長，第一次水開就下鍋。紅鳳菜要焯一分鐘，在第二次水開後下鍋。最後一次水開後把碗豆莢和紅鳳菜都撈起來，再放豌豆苗。豌豆苗是不能煮的，入水一涮馬上要撈起來，保持它的鮮嫩。三樣菜焯好，餃子也熟了。連煮餃子帶菜，一共十來分鐘的時間，一頓簡單的飯菜就全齊了，連湯都有了。

原湯化原食，煮過菜的餃子湯是我的最愛。這個湯帶著三種蔬菜的清香，真是挺好喝的。

請大家注意：吃餃子一定要喝麵湯，吃手撖麵也一定要喝麵湯，這樣才能得到全部的營養，因為麵食中最好的營養成分在煮的時候都溶解到湯裡了。麵湯還可以幫助消化，腸胃虛弱若是不喝麵湯，吃下去的麵食就不好消化，容易感覺腹脹。喝麵湯還有什麼好處呢？它可以養胃陰，也就是促進消化液的分泌。有胃病的人常喝可以養胃。

麵湯跟米湯一樣，也有滋補的作用。相對來說，米湯偏於補氣，而麵湯偏於滋陰。麵湯滋心陰，有安神的作用；又滋肝陰，有降肝火的作用。這兩個作用加在一起，可以調節自主神經的紊亂。

吃雞蛋的學問

我的外婆常常用這個方法來幫人調理身體。例如家人或者鄰居受了風寒、腰痠背痛，就拿一個雞蛋煮熟，趁熱在身上痛的部位反覆地滾動，若雞蛋涼了，放到熱水裡焐熱，再接著用。用雞蛋熱敷的感覺十分舒服，每天這麼滾敷，沒多長時間身體就不痛了。

儘量別用普通自來水煮雞蛋

提起雞蛋，好像沒什麼好說的，家家的小孩都是吃雞蛋長大的。不過，能把雞蛋吃出最大營養價值的人還真不多，吃出毛病來的人倒不少。

事情往往是這樣，天天見到的東西也不見得完全瞭解。要是認真說說吃雞蛋的學問，這裡頭的故事和講究之處還真不少。

我見過用蒸鍋水煮雞蛋的人。這種水是煮開時間過長的水，重金屬含量比較高，雞蛋會把它們都吸進去。用這種水煮雞蛋，相當於喝了一鍋蒸鍋水。

還有人早上一起來，打開水龍頭就接一鍋水，先煮雞蛋。這也不好。經過一夜之後，自來水管道裡的存水含的重金屬特別高。一定要把這批水都放掉，然後再接水。

如何煮雞蛋對人的身體最好

可以的話，儘量別用普通自來水煮雞蛋，用可以直接喝的飲用水來煮為佳。

有人可能會問，普通自來水，燒開了也能喝，那用來煮雞蛋有何不可？

你去看看，家裡長期燒水用的水壺，裡面會不會結水垢？水燒開了喝，不僅能殺菌，也能軟化水質。有害物質沉積在壺裡了，我們喝下去的就少了。雞蛋的吸附作用非常強，如果水裡放了雞蛋，這些有害物質就全都被雞蛋都吸收了，我們再來吃這個雞蛋，當然就會受害了。

米粥煮雞蛋等於補中益氣丸

雞蛋能吸收毒素，也能吸收營養。如果用好東西來煮雞蛋，就能夠增加它的價值，而跟雞蛋最搭配的莫過於米和麵了。

雞蛋是「全價營養」，也就是說它具有生命所需要的全部營養。想想小雞是怎麼孵出來的就能理解了。所以自古以來，老祖宗們就給小孩和產婦吃雞蛋。

但是雞蛋空腹吃不太好消化，還容易脹氣，配上米麵等滋養脾胃的主食，能彌補它的不足，幫助人體更全面地吸收它的營養。雞蛋加米粥，蛋白質幾乎能百分之百被人體吸收，比喝牛奶還好。

媽媽說，最滋補的煮雞蛋，是放在米粥裡煮出來的。以前有一種說法：米粥煮的雞蛋，只有家裡的老人有資格吃。為什麼呢？因為煮完雞蛋，一鍋粥的精華都跑到雞蛋裡了。

米粥煮雞蛋，就是把雞蛋洗乾淨，整顆放在煮稀飯的鍋裡一起煮熟。一定要在一開始水還是涼的時候下鍋，否則雞蛋會裂開。熟了以後，把雞蛋撈出來，剝殼就可以吃了。

這樣煮出來的雞蛋，補益氣血的作用極強，相當於吃補中益氣丸。

如果你是中氣不足的人，肺活量低，說話有氣無力，甚至有內臟下垂的症狀，每天吃一個米粥煮雞蛋，很快就可以看到效果。

它還有開嗓的作用，愛唱歌的人多吃一些，嗓音會變得越來越洪亮。

🌿 雞蛋熱敷祛風寒

雞蛋的吸附能力，還可以用來調理不適症狀。

有風濕性關節炎的人，或是受涼導致身體局部冷痛的人，都可以利用雞蛋來吸走身上的寒氣。

我的外婆常用這個法子給人調理身體：把雞蛋煮熟，趁熱在家人身上痛的部位滾動。

外婆還會把用過的雞蛋打開來檢查，如果蛋黃上有綠色的花紋，說明這個人受風嚴重；如果蛋黃表面有呈沙粒的東西，說明是寒氣重。這樣用過的雞蛋一般是不吃的，會直接扔掉。

我媽媽是家裡對這個方法的療效體會最深的人。她還是學生的時候，外婆常常幫她用雞蛋熱敷。現在說起來，媽媽還能繪聲繪色地描述當時的許多細節。

媽媽小的時候，外公被打成右派，工資停發。學校為了照顧貧困學生，就把他們組織起來，在課餘時間去建築工地勞動。從初中開始，媽媽什麼活都幹過，挖土方、運沙石和水泥砂漿……上高中的時候，她已經可以背著 130 斤的砂漿爬上高高的腳手架了。想想那時候覺得真苦。但是媽媽也有一絲得意：「我的平衡感特別好，又沒有懼高症，都是那個時候練出來的！」

建築工作都是露天的，經常遭到風吹雨淋。每天風裡來雨裡去，

回家就感覺渾身痛，尤其是兩個膝蓋，更是嚴重。外婆每天晚上用雞蛋幫媽媽熱敷，敷完以後馬上就好了。

每次敷完，外婆都會把用過的雞蛋打開來檢查，看看受風寒的嚴重程度。媽媽還記得，看的時候，外婆常常心疼地感歎：「你看看，綠茵茵的，你受了多少風啊！」有時候又說：「哎呀，千湖的沙子啊！」意思就是好多沙子，那表示受的寒太多了。

那時候家境不好，用過的雞蛋捨不得扔掉。每次外婆幫她敷完，就把蛋黃順手扔到取暖的手爐裡燒一燒給媽媽吃。炭火燒著蛋黃，上面無數的沙粒狀物質一齊發出劈劈啪啪的聲音。如今聽媽媽講起來，真覺得音猶在耳。

我問媽媽，這樣的蛋黃你吃得下去嗎？她說，「那時候這就是好東西了，想多吃還沒有呢」。

🌿 考試前一定要吃個雞蛋

上學的時候，每次考試的當天早上，媽媽一定會為我做一碗糖水荷包蛋。她說，雞蛋是「提氣」的，吃了它考試就會特別有精神。

雞蛋還有收斂的作用。如果考試時間比較長，考生最怕中途上廁所影響考試，吃了雞蛋就不會有這個顧慮了。考前吃荷包蛋，就是把一整碗糖水都喝下去也不用擔心，保證你整個上午都可以安心考試，不會有內急的現象發生。

荷包蛋大概人人會做，不用多講了。只提醒兩點：水開後下鍋，見蛋白凝結後就關火。不要敞開鍋蓋，等幾分鐘，不燙了再盛到碗裡。這樣蛋白不會煮老，而蛋黃又不會溏心。最後在碗裡放點紅糖就成了。記住紅糖要在起鍋後再放，不要直接放到鍋裡，否則可能產生化學反

應。

如果是體虛的人，還可以加一兩片人參，夏天加花旗參，提神的作用更強。正值經期的女生，就加點當歸，有止痛的作用，能讓你考試更安心。

🌱 能安胎的艾葉煮雞蛋

雞蛋還有安胎的作用，古代醫書上常有提及，比如清代醫家王世雄在他的著作中就說雞蛋能「補血安胎」。

我一直在想，雞蛋安胎的作用到底有多好呢？光吃雞蛋不用其他的安胎藥行不行？

有一天，我無意中跟媽媽提到這個問題，才意外地得知，媽媽早就透過親身經歷驗證了前人所言不虛。

媽媽年輕時家裡遭遇變故，長期營養不良，身體很虛弱，中氣不足。她懷著我的時候，由於中氣下陷導致子宮嚴重下垂，醫生說她隨時可能流產。

當時因為種種原因，買不到補藥，媽媽想起來雞蛋有安胎作用。爸爸急忙去買了一大盆雞蛋。媽媽每天吃這些雞蛋，平安地度過了孕期。

這故事聽得我鼻子有點發酸。原來我還沒出生，就讓父母受了這樣大的驚嚇。多虧了媽媽懂得食療，否則這個世界上就沒有我了。

每每想起往事，爸爸媽媽就頗為感慨。我就會說笑：「咱們賺了，幾隻雞蛋就救了我一命，還沒有藥物的副作用。」

爸爸說：「當時的雞蛋可不便宜，我去黑市買的，花了一個多月的工資才買來一盆。換作在今天，也跟燕窩人參等價了。」

雞蛋安胎的作用，主要來自雞蛋黃。李時珍在《本草綱目》中說雞蛋黃能「補血、治下痢、胎產諸疾」，認為蛋黃的功效與阿膠相似。不過，雞蛋白也有作用。雞蛋白是補氣的，而胎氣是靠脾氣來維持，脾氣足了，胎氣才會穩。

在孕期，如果感覺有胎動不安的現象，每天吃兩個雞蛋，就會感覺好多了。

如果是有習慣性流產的人，可以在煮雞蛋的水裡加一些艾葉飲用，效果更好。

材料：陳艾葉半兩，帶殼生雞蛋兩隻。
作法：一起放在冷水鍋中煮熟。

服法：喝艾葉水，吃雞蛋。從懷孕開始，一天吃一次，連吃三個月以上，直到胎象平穩為止，可以一直吃到臨盆。

雞蛋補血安胎，而艾葉可以止血安胎，對孕期胎動不安、腹痛下血都有療效。

記住雞蛋殼一定要清洗得十分乾淨，否則艾葉水就不能喝了。

吃雞蛋的火候：過熟致癌，過生致命

在飯店吃早餐，總有煎雞蛋。那些雞蛋往往煎得兩面發黃，表面上很香，實際上有毒，因為蛋白質變焦以後會產生很厲害的致癌物質。

雞蛋久蒸或久煮也不好，會變得硬硬的，吃下去不容易消化，更嚴重的是蛋白質在長時間的高溫下會產生有毒物質。前面說到的在粥中煮雞蛋，由於米湯中含有澱粉，能保護蛋白質的營養，同時有隔熱

的作用，雞蛋是間接加溫的，不會產生毒素，所以時間可以稍長一些。而平時用白水煮雞蛋，時間就要短才好。白水煮雞蛋的最佳火候，是煮到蛋黃剛好凝固。這種雞蛋吃起來嫩嫩的，營養最容易吸收。

那雞蛋是不是煮個半熟更好呢？絕對不行。因為不熟的雞蛋可能含有沙門氏菌，會給人身體造成很大危害。

吃煮雞蛋，偶爾會碰到「溏心」的，就是蛋黃還沒有煮熟。媽媽再三告誡我們，不要吃這種沒煮熟的雞蛋。她的兩位同事，都是在吃蛋的時候感染沙門氏菌而得急病的，如果不是搶救及時就沒命了。

可能有人說，我吃過生雞蛋也沒有出事啊。是的，一千隻雞蛋裡也許只有一個含有沙門氏菌。但是一個人一生要吃多少雞蛋呢？碰到沙門氏菌的機會比中彩票的概率還是要高得多了。

雞蛋只要煮三分鐘

為了使雞蛋嫩，又不至於「溏心」，媽媽經過試驗，找到了煮雞蛋的最佳方法。

首先把雞蛋放在冷水裡下鍋，絕不能放熱水裡，否則蛋殼會爆裂開。水開之後煮三分鐘，然後關火，蓋上鍋蓋等雞蛋自然冷卻不燙手了再撈出來。不要提前撈出來，否則就會是「溏心」蛋。自然冷卻以後，蛋黃凝固了，蛋白還是嫩嫩的，很好吃。

這樣煮好的雞蛋，殼還特別好剝。好多人都說把剛煮好的雞蛋放在涼水裡過一下，殼就好剝了。媽媽卻不以為然。她說，熱雞蛋被涼水一激，根據熱脹冷縮的原理，殼肯定縮緊了，怎麼會好剝呢。經過比較，她發現，還是泡在鍋裡自然冷卻的那種最好剝。

記住水開後一定不能煮超過三分鐘的時間。超過三分鐘以後，每

多煮一分鐘，雞蛋在胃裡的消化時間就會相應地增加。原本只需要一個半小時消化的雞蛋，煮五分鐘以後，消化時間可能就是三個小時了。

怎樣蒸蛋最營養

在各種用雞蛋做的菜中，最營養的就是蒸蛋。蒸雞蛋是最好消化的，特別適合老人、小孩和脾胃虛弱的人。

記得很小的時候，我就能蒸出又嫩又滑的蒸蛋，多虧了媽媽傳授的竅門。

雞蛋要蒸得好吃，第一步是要把雞蛋儘量打散，打得越均勻越好。

打雞蛋也有竅門的。別人打雞蛋用兩根筷子，我用的是四根。四根筷子一起握在右手上，飛快地沿順時針攪拌，一陣「啪啪啪啪」響過之後，一碗均勻的雞蛋液就打成了，前後用不到兩分鐘。

第二步，在打好的蛋液裡加米湯。米湯的量大約是雞蛋液的兩倍。這是最關鍵的一步，一般蒸雞蛋都是加水，而媽媽的私房做法是一滴水也不加，完全用米湯代替水，這樣蒸出來的雞蛋才夠嫩，而且米湯裡的澱粉又能促進人體對雞蛋蛋白質的吸收。

第三步，放一點點油和鹽。一定要放點油，蒸蛋的口感才會變得香滑。最好是豬油，不喜歡動物油的，放香油也可以。

第四步，蒸鍋裡放上水，把蒸蛋碗放進去。不要蓋嚴鍋蓋，稍微虛掩一點，中火蒸。水開以後，再蒸三到五分鐘關火就行了。

有時候，媽媽還會把曬乾碾成碎末的雞內金，也就是雞的嗉囊，撒一點在雞蛋裡一起蒸熟，有健胃助消化的作用，小孩子吃是最好的。

❧❧ 雞蛋與膽固醇間的關係

1. 不吃蛋黃的人和一天吃 3 個雞蛋的人，誰比較容易得脂肪肝？

很多人對雞蛋有誤解，認為蛋黃含膽固醇太高，不敢多吃。有的人更極端，吃雞蛋只吃蛋白，絕不吃蛋黃。這樣做會對身體有怎麼樣的影響呢？

先舉兩個真實的案例。

有兩位長輩，一位六十多歲，身體偏瘦，一直很健康，自從二十多年前看到報紙上說蛋黃是高膽固醇食物後，就只吃蛋白，不吃蛋黃。前兩年體檢，查出血脂膽固醇變高了，輕微脂肪肝，很意外。去醫院看病，醫生看看體檢結果，不假思索地說：「少吃點肉，少喝點酒。」他答：「我不喝酒，也從不吸煙，每天都吃蔬菜水果，很少吃肉。」醫生又說：「那你多鍛煉身體。」他答：「我每天都散步，走六七公里。」醫生也無語了，找不出原因所在，最後只能泛泛地囑咐他注意飲食了事。

第二位長輩，八十多歲，年輕時身體不太好，得過病。他愛吃雞蛋，每天要吃四個，早上兩個，中午兩個，到現在已經吃了二三十年，而他的血脂一點都不高，血壓也正常，後面這位長輩是誰呢？就是著名老中醫陸廣莘先生。第一次見到陸老先生的時候，我非常吃驚，他的外貌看起來最多只有 60 歲，而且思維敏捷，記憶力甚至超過許多年輕人。

國內外專家重複做過一個實驗，讓一批 60 歲以上的老年人每天吃兩個雞蛋，過一段時間檢查，他們的血脂都沒有升高。有一些比較胖的人的腰圍反而變瘦了。

一位中年朋友的經歷也證實了雞蛋的良性作用不僅限於老年人。

這位朋友以前血脂略有些偏高，在正常範圍的上限。生孩子以後，為了補充營養，每天吃兩到三隻雞蛋。過了兩年，再次體檢，竟然發現血脂過低了，接近於下限。

醫生在體檢結果上批了五個字：請加強營養。她看後，真有些哭笑不得，說：「我吃這麼多雞蛋，還常吃動物內臟，也從不忌口，全家人不吃的肥肉都給我吃了，還要怎麼加強營養呢？」

2. 即使完全不從食物中攝取膽固醇，身體也會自己製造

單純從食物成分來分析，一個蛋黃含的膽固醇相當於人體一天需要的量。後面這位朋友天天吃兩三個雞蛋，血脂應該早就超標了才對，怎麼會變低呢？而前面那位常年吃低膽固醇的食物，還是得了脂肪肝，又是怎麼一回事呢？

其實，原因就在於人體內的膽固醇大多數不是吃進去的，而是自身合成的。人離開膽固醇是活不了的，所以人體要努力維持膽固醇數量的穩定。

怎麼維持呢？就是自身合成的數量，以及腸道對食物膽固醇的吸收量。如果你吃的膽固醇少，那腸道就會儘量把它們充分吸收，並且自己多合成一些；如果你吃的膽固醇多，那腸道就會少吸收一些，同時又會少合成一些。

例如，蛋黃含膽固醇高，人體如果不需要那麼多，就會指揮腸道少吸收一些，多餘的就分解排出體外。但是如果你便秘，那麼這些東西長期停留在腸道，就會被重新吸收，但它們已經被分解而沒有利用價值，就變成廢物堆積起來了。

所以說，如果你身體健康，不論你吃的食物含膽固醇高還是低，

你的身體都會幫你把體內的膽固醇維持在一個最佳的水準。反過來說，如果你的代謝功能失調，那麼不論你吃的食物含膽固醇高還是低，都有可能得高血脂病。

這道理要細細講起來還很長，我們以後再說，在這裡簡單地講講。主要是說明高膽固醇的食物——比方說蛋黃——跟高血脂病並沒有直接關係。有些人之所以血管有膽固醇沉積，主要是因為代謝不正常造成的。

3. 蛋黃含有膽固醇，也含有能降低膽固醇的物質

還有一點，前面那位每天吃兩三個雞蛋的朋友為什麼血脂會偏低呢？

大自然的造化是很奇妙的。雞蛋具有完美的營養，它其中的營養成分是互相平衡的。

大家都知道卵磷脂吧，它最早就是從蛋黃中發現的，所以也被稱為蛋黃素，它在蛋黃中的含量特別高。卵磷脂有什麼作用？它能降低血脂，清除血管壁上沉積的膽固醇，還能保護肝臟。

蛋黃含有膽固醇，也含有卵磷脂。卵磷脂能讓膽固醇變成特別細小的顆粒，百分之百地被人體吸收利用，絕不會堆積在血管裡。

一個健康的人吃了大量蛋黃，對於其中的膽固醇，人體會自動不吸收多餘的部分。而其中的卵磷脂被人體吸收後，卻有降低血脂的作用。這樣一進一出的不平衡，就使得血脂越來越低了。

而且，卵磷脂又是保肝的。古代中醫早就發現雞蛋能調理肝病，這其中就有賴卵磷脂的作用。人體的脂肪靠肝臟代謝，肝臟健康，血脂就不會過剩。這就是她越吃雞蛋血脂越低的原因。

當然，各人的體質不同。有的人多吃雞蛋也沒事，但有的人體內缺乏分解蛋白質和脂肪的酶，這種人就不能過量地吃雞蛋。不是因為其中的膽固醇，而是因為無法分解大量的蛋白質和脂肪。

大概吃多少才對呢？對一般人來說，一天一個雞蛋就可以保持營養均衡了。

4.蛋白和蛋黃一起吃，才能陰陽平衡，得到全價營養

前面我說過，雞蛋是全價營養。這種營養是由蛋黃和蛋白組合產生的，二者缺一不可。

小孩子都特別愛吃雞蛋黃，小時候爸爸老是讓給我們吃。媽媽看到就會制止，說：「你們必須蛋白蛋黃一起吃，才能酸鹼平衡。」

後來，我發現，豈止是酸鹼平衡。蛋白蛋黃搭配在一起，才會寒熱平衡、升降平衡、氣血平衡……總結起來，就是陰陽平衡，這樣才對人體最補。單吃其中的任何一樣都容易造成偏差。

從中醫的角度說，蛋白是涼性的，能清熱解毒；蛋黃是溫性的，能止嘔止瀉。蛋白重在氣，是補氣的；蛋黃重在味，是補血的。

蛋白是提神的，蛋黃是安神的。蛋白能潤肺，調理熱咳咽痛；蛋黃能養心，調理心煩失眠。

蛋白和蛋黃一起用，就是氣血雙補了，又能滋陰潤燥，補腎養精。

所以吃雞蛋的時候，一定要把蛋黃和蛋白一起吃，使陰陽平衡，才能得到全價營養。如果只吃其一，不僅營養價值大打折扣，時間長了還會造成陰陽失調。

陰陽平衡是生命之道。小至雞蛋，大至宇宙，概莫能外。

記得從前曾被四歲的孩子問過一個問題：「宇宙大爆炸之前的世

界是什麼樣子？」我一時不知如何回答。據說宇宙最初是一片混沌的。為什麼從一片混沌中，能創造出世間萬物呢？有一天，我看到最新的科學發現說，宇宙是一隻雞蛋的形狀，頓時受到了啟發。

混沌未開的原始宇宙不就像是一隻雞蛋嗎？

用中國傳統哲學的語言來說，宇宙是由陰陽兩類物質構成，就像雞蛋中的蛋黃和蛋白。陰陽相聚產生了能量，聚集到一定程度，大爆炸發生，就產生了世界上的一切。正如一片混沌的雞蛋，突然有一天裂開，鑽出來一只有頭有腳的小雞。

雞蛋就像是一個小小的原始宇宙。蛋黃和蛋白這一陰一陽組合在一起，就具備了生命所需要的全部營養，不需要借助任何外來的物質，就可以培養出一個生命。 這樣完美的陰陽平衡，不要破壞它，好好地利用它，才是順應自然之道的做法。順應自然之道，怎麼會不長壽呢？

🍃 蛋殼有大用，缺鈣、過敏、胃潰瘍皆可調理

如果說蛋白和蛋黃是一對陰陽，那麼蛋殼和它們又構成了一對大的陰陽。

怎麼講呢？很簡單，食物的皮與肉永遠是一對陰陽。雞蛋之不足，正需要雞蛋殼來彌補。

雞蛋是好東西，但是吃多了會消化不良，導致胃酸逆流、口臭，還有人對雞蛋的蛋白質過敏，吃了以後全身起疹子，甚至哮喘。

這時候，雞蛋殼就有用武之地了。只要把蛋殼碾成粉吃下去，就可以調理上面這些症狀。

有意思吧，這就是自然的奇妙之處。給你一樣東西，就是要讓你把它從裡到外都用到極致。

還有呢，雞蛋是安胎的，而蛋殼是下胎的；雞蛋可以固澀小便，而蛋殼是調理小便不通的；雞蛋的蛋白質豐富，蛋白質過剩對眼睛不好，而蛋殼是可以明目的；雞蛋是補血的，而蛋殼是壯骨的。

現在吃雞蛋一般都把蛋殼扔掉，頂多用它泡水澆澆花。而古人是把蛋殼作為一味正式的中藥寫入本草的。它的作用有：收斂、制酸、止血、補鈣，能調理白內障、皮膚痘瘡、胃炎胃痛、佝僂病甚至骨結核。

前面說過雞蛋殼能調理吃雞蛋過量引起的胃酸逆流、口臭、哮喘和皮疹。不僅如此，吃了其他含蛋白質的食物，例如海鮮、河產等引起的類似症狀，用蛋殼粉來調理也有效。小孩的皮膚濕疹，如果破了流出黃水，還可以把蛋殼粉調上一點橄欖油來外敷。

蛋殼粉相當於天然的鈣片。小孩缺鈣導致營養不良、佝僂病、手腳抽搐的，都可以用蛋殼粉來調理。用量一般按年齡算，半歲每次吃半克，一歲每次吃一克，以此類推，每天早晚各一次就可以了。我家沒有人需要補鈣，媽媽就把家裡的蛋殼都收集起來，蒸過晾乾後，碾碎給她養的賽鴿吃，效果不錯，鴿子長得壯，長途飛行的耐力強，還在國際大賽上得過獎呢。

雞蛋殼還可調理胃潰瘍，我外公就試過這種方法：先用蒸鍋蒸半小時幫蛋殼消毒，晾乾後再碾碎。蒸過的蛋殼不容易碾細，可以用粉碎機來打碎。蛋殼粉磨得越細，效果就越好，也更容易服用。

第7章

投資健康，一本萬利

適合你的東西就是補藥

有時候，看到一些朋友的來信，我真替他們著急。為什麼？他們問的問題驚人地一致，都是問：「我有什麼什麼毛病，我應該吃什麼？」

我想反問他們：「你平時一直在吃什麼？你有沒有分析過它們跟你的毛病有沒有關係？」

人吃五穀，生百病。有太多太多的毛病都是我們自己吃出來的。要想調理好身體，首先要考慮的一件事，不是「我應該吃什麼」，而是「我應該不吃什麼」。

吃補藥是錦上添花，這種「補」只是「補充」；而找出傷害你身體的東西並儘量少吃，是亡羊補牢，這種「補」，才是你最該重視的「補」。

所以說，吃什麼還不是最麻煩的問題；最麻煩的是，什麼不能吃？

人們願意花很多精力去瞭解吃什麼來進補的問題，卻很少花時間去審視自己每天正在吃的東西，有沒有對身體健康不利的？有沒有不適合自己體質的？有沒有不適合當時當季的？

尤其是小孩子和老年人，如果身體不好，先不要急於去想應該吃什麼，而是應該先判斷正在吃的東西有沒有不適合的。為什麼？因為小孩和老年人的脾胃都比較弱，經不起折騰。

就拿孩子來說吧。很多藥，大人吃了問題不大，但孩子吃了就受不了，所以小孩子生病最適合用食療，安全平和、不傷身體。不過，即使你真不知道應該給孩子吃什麼，也沒關係，因為小孩的陽氣旺，

身體的自我修復能力強，哪怕什麼都不吃，一般的咳嗽也能自己復元。最要緊的事情是，你要幫助孩子排除得病的因素，這樣孩子才能好得快，而且不容易留下病根。

小兒咳嗽，絕大部分是吃出來的毛病，就是飲食不節制，傷了脾，生出了痰濕。這時候，只要控制一下飲食，讓孩子吃得清淡一點，哪怕餓一兩頓都沒關係，尤其注意絕對不要吃糖，過兩天，孩子自己就會好了。

有的媽媽問，「都說冰糖燉梨能止咳，我天天給孩子吃，怎麼沒什麼成效呢？」其實咳嗽分好多種，而冰糖燉梨是治燥咳的，對寒咳會起反作用。孩子是什麼類型的咳嗽，做家長的弄清楚了嗎？像這種情形，不吃可能還好一點，小孩的脾本來就嬌氣，每天吃那麼多糖，反而更傷脾、痰濕更多，當然止不住咳了。

適合你的東西就是補藥，不適合你的東西就是毒藥。不把這個問題弄明白，一邊吃著補藥，一邊吃著毒藥，哪來的效果呢？

養生是細水長流的事

現在有些補品的廣告，多少有一點誤導大眾。動不動就是補腎壯陽，或者是降火排毒；不是大補，就是大泄，好像現在的人要不就虛得不行，要不就渾身是毒。

實際上，大多數人只是有些陰陽不平衡罷了，沒有必要大動干戈下猛藥。陽臺上的花花草草施肥多了還受不了，何況是人呢。

保健貴在一個「保」字；養生重在一個「養」字。這都是細水長流的動作。正如春雨貴如油，能夠催化萬物，喚醒天地間一切生機，但它是潤物細無聲的，不是暴風驟雨式的。

對於大多數人來說，根本用不著大寒大泄的藥去排毒，那樣會嚴重損傷人體的正氣，就像潑洗澡水連孩子一塊潑出去了一樣。

如果懂得食物的陰陽之道，家常便飯之間就把毒給化解了，根本不用吃藥。如果肝功能正常，人體自己就能解毒，不必借助外力。如果少吃一些含化學添加劑的東西，防止「毒從口入」，那比中了毒才去補救更好。

就拿很常見的便秘來說吧，吃排毒藥只會使人越吃越虛，不能解決根本問題。便秘有好多種，搞清楚自己是屬於哪種類型的便秘，才能對症下藥。如果你工作忙、常熬夜，出現大便乾燥難解的情況，那你可能是陰虛造成的腸燥型便秘。這時候你要吃的不是瀉藥，反而應該是補藥，比方說枸杞。補什麼呢？補腎陰。腎水充足，滋潤內臟，腸道自然就潤滑了。如果你大便不乾，但就是排得不暢，很可能是氣虛型的便秘，可以多吃一些杏仁來補補肺氣。身體比較弱的人，還可以熬點黃芪粥來喝，黃芪補氣的作用是非常強的，只要把氣補足了，腸道蠕動的力度就會增強，濁物自然就排出了。

老年人便秘更不能輕易吃所謂的排毒通便藥。老年人長期的習慣性便秘，大多數屬於以上兩種類型的範圍。用滋陰、補氣的食物來調理，是最平和安全的方法。

進補──別在新衣服上補丁

進補也一樣。沒有什麼補品是適合所有人的，也絕非廣告中所宣稱的「有病治病，無病強身」。「補」字的真正意思是補救、補漏。衣服破了才需要補，在新衣服上打個補丁，那就變成是毀掉這件衣服了。

也不是越貴重的東西越滋補。決定一樣東西價格的是它在市場上的被需要程度，而不是它真正的價值。人參鹿茸都不是隨便吃的，服用不當反而對身體有害。清朝後期的幾代皇帝為什麼短命？這和他們過多服用壯陽的滋補品有一定關係。

即使是用普通的補品也要慎重。例如紅棗，是好東西，補血，但你知不知道紅棗生濕熱，痰濕體質的人越吃越胖？又例如枸杞，也是好東西，補肝腎，但你知不知道脾胃虛寒的人吃多了會拉肚子？

一樣東西真正的價值在哪裡？在於你有多需要它。什麼東西最滋補？是你的身體最需要的那一樣。有時候對你最補的不一定是世俗意義上的補品，反而可能是某個尋常食物。所以說，補無定法。

其實，不管是治病，還是養生，補和泄都不是截然分開的，配合使用才是正道。所以中醫很少用單味藥，而是講究各種藥物搭配使用。六味地黃丸大家都認為是補的吧，它一共由六味藥組成，其中只有三味是補的，另外三味藥都是泄的，例如其中的牡丹皮泄肝火，這也是護腎。只泄不補，易傷人體正氣；只補不泄，則會生痰滯氣。只有做到攻邪不傷正，扶正不斂邪，才是養生的最高境界。

春雨貴如油——
在身體需要的時候吃飯

的確，食能養人，亦能損人。正如水能載舟，亦能覆舟。
在身體需要的時候吃飯，是春雨貴如油；而過度的飲食，則變
成了夏天的暴雨，會帶來氾濫的洪水，衝垮我們身體的免疫防
線。

吃東西是食療，不吃東西也是一種食療法，「無為而治」嘛。學
生上學有寒暑假，吃飯和學習一樣，必要的時候，也得讓腸胃放個假。

很多疾病都是飲食造成的，最典型的例子是兒童。普通正常的小
孩之所以會得一些小兒常見疾病，百分之九十都跟飲食有關係；而且
大多數情況下，都是飲食過度惹的禍。

小孩子的脾胃很嬌氣，飲食稍有不節就會受傷。這種時候，首先
出現的症狀往往不是直接表現在消化系統，而是在呼吸系統。

最常見的症狀之一是咳嗽。小孩過食甜膩之物，很容易使脾失運
化，產生痰濕犯肺而咳嗽。不明白病因何在的話，看到孩子咳嗽就急
著用藥物止咳是不行的。用感冒藥甚至抗生素更是錯誤。即使症狀消
失了，身體受到的傷害並沒有得到修復。而且人為地鎮咳，會使痰濕
無處宣洩，反而有害，造成更嚴重的肺部感染。

孩子出現發燒和感冒症狀，也極有可能跟飲食過度有關。孩子在
身體正常的情況下，如果偶感風寒，也不過打幾個噴嚏、流點鼻涕了
事；如果剛好趕上飲食不節傷了脾胃，才會真正生病。

如果知道病因在於飲食過度，就很好調理了。症狀不太嚴重的話，

完全可以「無為而治」，用饑餓療法，無需動用任何醫藥手段。就讓孩子吃兩天清淡的飯菜，餓餓肚子就好了。如果他正好食欲不佳，一兩餐不吃飯都可以。

很多家長，尤其是家裡的長輩，最怕孩子餓肚子，唯恐孩子吃少了會營養不良，就算孩子不想吃飯，也要拼命勸。其實，人的身體從一出生就已經具備了足夠的智慧，孩子不想吃的時候，正是他的身體認為不需要進食的時候。這時候勉強吃下去，脾胃不會好好工作，吃下去的營養得不到吸收，反而使本來就已經受傷的脾胃更加不堪重負。

這種時候，不如給脾胃減輕負擔，或者乾脆放個假，讓它們好好休息一下。等脾胃恢復活力了，再吃東西，它們會加倍努力工作的。

我的一個好朋友，多年來一直持續用饑餓療法幫她女兒調理身體。從小到大，只要女兒一感冒發燒，她就讓女兒一天不吃飯。這樣一來，不用吃藥打針，感冒很容易就好了。現在小女孩已經快上初中了，個子高高的，十分健康，胃口也一直很好。

饑餓療法，中醫稱做損谷。對於大病初癒的人，往往會囑其飲食清淡，以免傷及脾胃導致病情反復。一旦出現病情反復，調理方案就是損谷，症狀就會消退了。

金元四大家之一的李東垣對此研究得很透徹。他說：「脾胃有傷，則中氣不足，中氣不足，則六腑陽氣皆絕於外，故營衛失守，諸病生焉」。

因此，不僅是對病人，對長輩來說，適度借鑒饑餓療法，飯吃八九分飽，不使脾胃勞累，也是一種養生之道。我非常喜歡的大才子蘇東坡就推崇「已饑方食，未飽先止」，他認為這是修身的好方法。

在廣西有一個長壽村，那裡的老人普遍過百歲。許多人去研究當地居民的飲食結構，試圖發現他們的長壽秘訣。結果發現，他們的飲食起居並沒有什麼特殊之處，唯一的特點就是每餐吃得很少，這被認為是他們長壽的主要原因。

現代著名的老鼠實驗也證明了這一點。科學家讓一籠老鼠每天吃得飽飽的，另一籠老鼠每次只餵半飽。結果暴飲暴食的老鼠都早夭了，而吃不飽的老鼠卻健康長壽。

男怕傷肝，女怕傷腎

　　現在以補腎為主打的補品特別好賣。其實，補腎的第一步是別傷肝，保肝就等於補腎。補腎不一定都是吃補藥，瀉肝火、引火歸原，也是補腎。

　　「男怕傷肝，女怕傷腎」，這是一句家喻戶曉的俗話。這句話的意思表面上聽起來，是男人養肝最重要，女人養腎最重要。

　　然而，中醫還有一句話，叫做女子以肝為本，男子以腎為本。因為女子的月經是否正常要靠肝來調節，而男子的精氣則靠腎的功能。

　　那麼，這兩句話是不是互相矛盾呢？

　　當然不是。男怕傷肝，女怕傷腎。這句話使用了一種修辭手法：就是回文互義。

　　回文互義在古代漢語裡是很常見的。記得我第一次懂得這種修辭手法，還是小時候背誦《木蘭詩》，最後有兩句：「雄兔腳撲朔，雌兔眼迷離。雙兔傍地走，安能辨我是雄雌？」

　　當時我讀到此處，十分不解。既然一個撲朔，一個迷離，那應該可以辨認啊。聽了媽媽的講解才恍然大悟。原來，這句詩的意思是「雄兔雌兔都是腳撲朔眼迷離，所以一塊兒跑起來是無法辨別的。」

　　同理，「男怕傷肝，女怕傷腎」這句話的正常寫法應該是：男女怕傷肝傷腎。也就是說，只要是人，就最怕傷肝和腎。

　　為什麼呢？因為肝腎本是同源的，傷肝則會傷腎，傷腎則會傷肝，它們倆原本就是分不開的。

☙ 現代人有幾個不腎虛

記得十幾年前隨團出去旅遊,最後安排的一個行程是讓當地的老中醫給大家檢查身體。有好事者逐一打聽每個人的檢查結果,回來以後笑嘻嘻地說,你們猜怎麼著?團裡十幾個男的,所有人都被診斷為「腎虛」!

聽起來有些可笑是嗎?其實,身處現代社會的人,有幾個不腎虛?如果你給我介紹一位 40 歲以上,工作繁忙,有家庭負擔的人,不論男女,我連看都不用看他/她,就可以百分之百地斷定他/她腎虛。

腎是生命之本。腎功能隨著人體的老化逐漸衰退本來是自然規律。如果腎永遠不虛,那人就可以永遠不老了。

問題是,現在許多人的腎是提前虛了,其功能衰退的程度超出了自己的生理年齡。

為什麼?現代人腎虛的最大原因,是沒有保護好自己的肝!

現代社會的生活方式,處處在與我們的肝臟為難。過度疲勞、不良情緒,這些都是直接傷害肝臟的因素。現在發病率特別高的脂肪肝、乳腺增生等都是傷肝之後的表現。

肝腎同源,肝一傷,腎必傷,久而久之,本來很強壯的人也會變得腎虛了。

☙ 不堪重負的肝是現代流行病的根源

既然人最怕傷肝傷腎,保肝養腎就是養生的根本。如果一定要在其中選擇一個,那麼我要說,對於現代人來說,不論男女,首先要考慮的是保肝。

肝藏血。肝的功能失調,血就不會健康,就會得心血管疾病。比

如說，血脂的代謝全靠肝的疏泄功能完成。肝不好好工作，脂肪和膽固醇就不能被人體吸收分解而停留在血液裡，導致高血脂、動脈硬化，停留在膽就變成膽結石。

肝是負責解毒的器官。生活在現在的社會，土地和水源都是被污染的，食物是不安全的，有化肥，有農藥，有各種化學添加劑，這麼多的毒，吃到肚子裡去，給肝臟造成的負擔極大。人臥則血歸於肝，肝得血才能正常工作。每天從早到晚盯著電視和電腦，我們的視力都衰退了，眼睛經常感覺乾澀，有時候還會看見像飛蚊一樣的影子。為什麼？因為久視傷肝血，造成肝陰虛了。

現在的人多繁忙，哪有時間睡覺？過度疲勞最傷肝。男人夜裡要應酬，本來是人體生物鐘設定的休息時間，卻在大吃大喝；結果是酒肉穿腸過，留下脂肪肝。

先生晚回家太太不高興，不良的情緒對人體的傷害比什麼都大。思傷脾，怒傷肝，肝氣長期鬱結，慢慢地，氣滯就導致血瘀，所以現在很多女性出現乳腺增生，甚至有二十來歲的年輕女孩得病。

為什麼癌症和心血管病會成為文明社會的兩大殺手？因為現代化的生活方式實在令我們的肝臟不堪重負。

肝虛補腎，腎病治肝，
防治肝腎病的捷徑是調節肝腎之間的陰陽平衡

肝腎同源。歷代中醫治病，都講究肝腎同治。治療腎病，一定會用調肝的藥物，治療肝病也一樣。

實際上，肝腎是從一個源頭出來的一對陰陽，相輔相成。肝為陽，腎為陰。它們倆這一陰一陽必須平衡，如果不平衡必定兩敗俱傷。

雖然肝腎自身也分陰陽。肝有肝陰肝陽，腎有腎陰腎陽，但是肝腎自身的陰陽卻必須依靠對方的陰陽才能達到平衡。比如說，肝陽上亢，就會傷到腎陰，那人就會陰虛火旺了。

　　腎氣常恐不足，所以腎宜補不宜瀉，一瀉就傷元氣了。如果下焦有火，能不能靠瀉腎陽來找平衡？當然不行。怎麼辦？瀉肝火就行了。比如說，痢疾、腸炎、女性白帶發黃，這都是下焦有火的症狀，就可以用瀉肝火的方法來調。怎麼瀉呢？可以取一些新鮮的馬齒莧，用開水焯一下後拌上調味料做涼拌菜吃。馬齒莧是酸味的，入肝經，能清肝火，解毒，而又不會傷腎。

　　肝氣常恐有餘，所以肝宜瀉不宜補，一補容易上肝火，就燒起來了。那如果肝陽虛怎麼辦？溫補腎陽就可以了。比如說，長期脂肪肝的人，往往特別容易感到累，總覺得睡不夠，甚至情緒低落，做什麼都打不起精神。這其實就是肝病造成的肝功能衰退，生命的活力下降，發展到一定程度就是肝陽虛。這種時候就要補腎。

　　可以在燉肉的時候，放一些肉桂作為調味料。肉桂補腎的作用非常強，它專補腎陽。腎陽補足了，肝氣自然就能得到升發。這種補法，不用擔心上肝火。不僅如此，因為別的原因而上肝火的人，吃一點點肉桂，還有降肝火的作用。為什麼？因為肉桂可以引火歸原，也就是把肝火往下引導到腎，既泄了肝火，又溫煦了腎臟，一點都不浪費。

生命無價，防範人體內的地震

自然界的地震會有預兆，身體的病變也是如此。咳嗽、發燒、疼痛、高血壓等都是身體在自我修復的表現，也是身體發出的警報。如果我們聽不懂身體的語言，盲目地亂吃藥，表面上症狀沒有了，但其實病變並沒有消除，反而隱藏得更深了。

最近兩年似乎全世界各地的地震特別頻繁。突如其來的巨大災難，在一瞬間就可以奪去幾萬甚至幾十萬人的性命，讓人痛感生命的脆弱。

我們無法抗拒天災，但是可以避免人禍。都說病來如山倒，當疾病襲來的時候，就是人體內發生了一場地震，打斷了人體正常的運行。所以關注健康，設置好我們自身的地震觀測和防範機制，可以讓我們更確實地預防疾病的產生。

記得小時候，流行摘除扁桃腺，據說這樣就能讓小孩不感冒了。我的好些同學都挨了一刀。其實，扁桃腺、闌尾等並不是沒用的器官，它們都是人體的警鈴。當警鈴響了，我們不去檢查有沒有小偷進來，倒把警鈴給摘除了；聽不到警鈴聲，自以為從此太平無事，不知道家中已經滿目瘡痍了。

所以，有病了不要急於吃藥，先仔細想想是什麼原因造成的症狀。如果你平時有與自己的身體對話，那就很容易分析出來了。

要理解身體的語言並不難，每天花一點點時間，關注一下自己的身體就行了。

早上起來，在刷牙之前，對著鏡子，看看自己的臉色。如果臉色

發黑、發青、發黃或是紅得發亮，那都是提示你某個臟腑有問題，要注意調理了。接下來，伸出舌頭看一看。正常人的舌頭，應該是淡紅色，上面有一層很薄的淺白色舌苔，乾濕適中。如果舌頭的顏色和舌苔不符合這個標準，那就表示你的體內氣血不調和，陰陽有偏差了。

每天留意一下自己的大小便，如果不暢通，一定要想辦法解決。中醫講「腎司二便」，只要大小便不正常，那一定跟腎有關係，絕不可以忽視。

臨睡之前，撥動一下腋窩下的極泉穴，看看麻的感覺能不能達到指尖，達不到的話，就要注意心臟的供血能力了。

每次剪指甲的時候，順便數數雙手指甲根部乳白色的「小月牙」，如果你本來有八個以上，但數量漸漸變少就要注意了，這是體內寒熱不平衡的表現。

每頓飯前，檢查一下你的飲食內容，不健康的就去掉。平時多梳梳頭（沒有頭髮的也要梳），多叩叩齒，多走走路，可以確保身體的能源充足，線路不老化，你的健康警鈴就會正常工作了。當警報響起的時候，你也會明白是哪裡出了問題，而不是試圖讓身體閉嘴了。

關注健康是最好的投資

從今天開始，每天為你的健康投資十分鐘吧，你得到的回報將遠遠大於任何其他的投資。健康是福，生命無價。珍惜活著的每一刻。

人到了一定年紀，好多朋友見面都愛打聽投資的事情，是買房子賺得多？還是買股票？或是收藏藝術品？我想說，在你考慮這些以前，先看看你有沒有做好人生必需的投資。

在我看來，人的一生中，最值得投資的就兩樣東西：一是孩子的教育，二是身體的健康。好好地投資在這兩件事上面，你獲得的將是一生的回報。

人生有兩大不平等：教育和健康。一旦錯過，無論多少錢也無法買回。對於教育和健康的投資，永遠不嫌多。

給孩子好的教育，不見得是花多少錢讓孩子去上貴族學校，而是你花了多少時間在關心孩子的成長。健康也是如此，不需要去買昂貴的補品，那些東西如果不適合你，反而會是毒藥。

對健康的投資非常簡單，從你每天看股市的時間中抽出十分鐘來就行了。每天花十分鐘的時間關注一下自己的身體、學習聽懂身體的語言、幫助身體自我修復，你得到的回報，是生命的品質和長度的提升。現在起，每天少看十分鐘股票，未來你的炒股生涯可能會延長十年。

開源節流，合理利用你的健康資金

記住：健康帳戶的透支，是最苛刻的高利貸，是世界上沒有任何人能負擔得起的沉重債務。

凡事過猶不及，養生也是如此。

這兩年有一些好的養生方法在社會上流傳，很多人試驗了並且看到了效果，這本來是非常好的事情，但是我看到一些人由此又走向了另一個極端，也就是貪多求全。聽說敲經絡好，就每天把肝膽腎心包各經全部敲一遍；聽說吃什麼補品好，就天天吃，頓頓吃，以為這樣就能得到最好的效果。

其實，如果每天把所有的經絡都按一遍，那就相當於沒按了，可能比不按還糟。因為你的身體會很茫然，不知道你的重點在哪裡，氣血也跟著分散了，到不了該去的地方。

在養生的問題上，一加一的結果不一定是二，它可能大於二，也可能小於零。

原因很明顯：

第一，每個人的體質都是不同的，世界上沒有一劑適合所有人的萬應靈藥。再好的養生方式，如果不適合你的體質，也只會徒勞無功或帶來副作用。一定要選擇適合你自己的方式。

第二，所有的養生方法，都是透過外來的刺激，激發人體的活力，進行自我修復。這個過程是依靠調動人體的氣血來完成的。人體的氣血，就是你存在健康銀行裡的資金。這個資金是有限的，只有合理地

使用它，量入為出，你的健康帳戶才能維持。

　　所以，不論實行哪種養生方法，切記八個字：集中兵力，各個擊破。不要試圖同時解決所有的問題。一個一個來，先處理最重要的，然後再顧及其餘。這樣，才能把你寶貴的健康資金投入到最需要的地方，而不至於白白浪費。

　　資金不夠的人怎麼辦呢？就要想辦法去賺錢。你的健康資金有三個來源：第一是你先天的「本錢」，也就是父母遺傳給你的，這個我們沒有辦法改變；第二是每天的「工資」，從一日三餐中得到的，這個「工資」的高與低，要看你的工作能力──吃得健康，「收入」自然就高一點。第三是你的「投資收入」，這個是靠你自己的養生智慧賺來的。合理地利用你的健康儲蓄，投資在適合你的養生、健身活動上，自然可以讓投資回報率水漲船高。

　　開源的同時，記住要節流，不要讓你的「支出」超過了「收入」。體質虛弱的人，要保存自己的元氣，不要因濫用而透支了自己的體力。就像裝修房子，如果為了追求最好的效果而去借貸，雖然暫時住進了美輪美奐的房子，可是欠下的債務總有一天會讓我們失去整棟房屋。

養生是隨時隨地的事情

不管你有多麼忙碌，記住健康是你做一切事情的基礎。從今天開始，每一天留出一點時間，為你 10 年以後的健康盡一點力吧。

在四川「512」地震中，最令人深思的消息之一，是在地震重災區的北川縣，有一所小學創造了「無一死亡」的奇蹟，8.0 級的大地震竟未能撼動這所名為鄧家劉漢小學的山區小學。

483 名學生一個都沒有少，全體師生得以安全撤離。

奇蹟的發生，得益於 10 年前這所希望小學興建時，當時的工程監理對建築品質進行了嚴格控管。當他發現施工單位的水泥含泥土太多，便對施工隊大發雷霆，逼著他們把沙子裡的泥沖乾淨，把扁平石頭全部揀走。他對有關單位窮追不捨，才使得捐助款項及時到位，工期不再拖延。他據理力爭，為學校整出了一塊整齊漂亮的操場，10 年後成為孩子們避難的場所。

報導這件事的人說了一句意味深長的話：「所謂奇蹟，就是你修房子時，能想到 10 年後的事情」。是的，想想如果我們現在就能想到 10 年後的事情，我們可以創造多少奇蹟、避免多少悲劇！養生也是如此。疾病並不是在一天之內產生的，病根往往在 10 年之前就已經種下了。而今天我們所做的事情，對我們 10 年之後的健康狀況同樣會產生莫大的影響。所以，養生是隨時隨地的事情。

現在最關注養生的是中老年人群，年輕人很少。人往往在健康的時候不懂得珍惜身體，等到身體有病了才四處求醫。可是房子都開始

垮塌變形了，再修補是很困難的事情。如果我們平時就定期地進行檢修和維護，那不就省去了日後的很多麻煩了嗎？

　　孩子的健康更是如此。今天我們為孩子所做的一切，決定了他們一生的健康狀況。父母的責任，就是要給孩子打造一個結實的身體架構。

　　準備為人父母的，在孕前期的準備，相當於給房子打地基。不是等到懷孕了才開始講究飲食起居，這已經貽誤了打地基的時機了。地基打不好，先天不足，後天是很難補起來的。

　　從懷孕開始到孩子出生、長大，這是建造房子的階段，而我們每天給孩子們吃的食物，就是建房子的一磚一瓦。這些食物是否健康，關係到孩子的一輩子。想明白了這個道理，我們就不會覺得孩子吃零食喝可樂沒多大關係了。孩子吃零食的後遺症，絕不只是蛀牙這麼簡單。

　　這些含有大量添加劑的零食和可樂，就像含有泥土和碎石的水泥，會嚴重地影響到孩子身體建築的品質，進而影響他們的一生。

　　現在的孩子們真的很可憐，他們面對的是一個充斥著無數垃圾食品的世界，只有父母可以幫助他們作出正確的選擇。如果我們能在遞給孩子每一份食物之前，先想一想 10 年 20 年以後的事情，那將是孩子之福，也是社會之福。

記住我們的來時路

對於那些從小吃到大的食物，我們是否真的完全理解了它們的作用、體會到了它們的滋味呢？有人生了病四處求醫問藥，有人為了保養而去購買昂貴的補品，其實現成的良藥也許就在我們的身邊，等待我們去發現。

「512」地震中，在北川縣城一片廢墟之上，巍然屹立的鄧家小學創造了奇蹟。而與之形成鮮明對比的懷遠古鎮卻是另外一番景象。

懷遠是一個有 1600 年歷史的古鎮，鎮上絕大部分建築為清代和民初建造的木結構房屋。這裡有一所學生數近千人的懷遠鎮中學，已經有一百六十多年的歷史。在 1995 年，學校新建了一座三層的教學樓，是懷遠鎮為數不多的現代建築之一。

誰也沒想到，就是這座讓校方備感自豪的教學樓，在 5 月 12 日地震中塌得粉碎，成為懷遠鎮唯一倒塌的建築。而同在這個校園內，清朝末年興建的、「高齡」一百多歲的房子絲毫沒有損壞，連精美的木雕裝飾都保存了下來。懷遠鎮內，那麼多歷經滄桑的老房子也都安然無恙。

為什麼有百年歷史的木屋比某些鋼筋水泥的現代建築還要結實？資料載，它們是按照清朝的《工部工程做法則例》修建的，採用的是穿斗式木構架。這種架構的房子在南方古鎮很常見，其結構受力非常合理，據專家說它「可以充分發揮木材支撐能力」。

就是這樣，一堆百年前的木頭勝過了現代的鋼筋和水泥。

我在想，有時候我們像是捧著金碗的乞丐。到底老祖宗給我們

留下了多少寶貴的遺產，是我們還沒有充分地認識和瞭解的？又有多少，是我們沒有好好地去發揚和傳承的？

比如說，中醫中藥。

現在流行中醫與西醫之爭。其實，我們沒有必要非讓這兩者分個高下；它們肯定各自都有其局限性，但是世界上哪一門學科不是這樣呢？有誰見過一門已經發展到完美極致的科學呢？真正的科學總是會在不斷發展中否定和改善自己。與其無謂地爭論，不如把更多的精力用在對中醫的研究發展上面。讓百年後的事實來說話。

一路走來，路邊的風景都是為了豐富我們的閱歷而生。也許亂花漸欲迷人眼，可是一定要記住自己的來時路。只有瞭解我們是從何處來，才會明白我們當向何處去。

食材	功效
大米	和中益氣、補脾、和胃、清肺；米糠皮能改善脹氣及消化不良。
小米	安神。
粳米	主要補脾胃補肺之虛寒，滋養皮膚。
糯米	有溫腎的作用。
豬油	能滋陰潤燥，清肺火。既潤滑腸道，也溶解毒素，讓這些熱毒透過大便排出體外。補脾胃，能滋潤臟腑，去風燥。
豬肚	補益中氣，調和藥性，保護腸胃；引藥歸經。
牛肉	補氣，用來輔助調理中氣下陷。能養氣血，健脾益腎。
驢肉	可以補氣強身。
阿膠	補血，脾胃虛寒的人吃了易傷腸胃，造成消化不良。
鯉魚	魚皮和魚鱗能收澀止血；魚肉能利尿消腫。
墨魚	既滋陰又補血，可調理貧血、閉經等症狀，催乳效果非凡。
西瓜	能涼血，對一切血熱、血溢症狀都有緩解作用。
荔枝	可調理血熱上火流鼻血等症。
奇異果	養陰生津，清熱降火，延齡。能調理糖尿病、脂肪肝、肝炎黃疸、胃熱食滯、腸燥便秘、肺熱咳嗽、結石……能解熱，能養肝，能泄下，能解毒保肝。補充維他命 C，助消化又能降脂。
菜籽油	清熱解毒，能治燙傷、皮膚風疹、濕疹等。

食材	功效
薑	生發胃氣，促進消化。加速血液循環，提神。消毒殺菌，開胃。薑肉發汗，薑皮止汗。
蘑菇	抗癌。
黃豆	抗衰老。
白糖	清肺火，能止咳生津。
紅糖	補脾胃，補益精血，還有催乳的作用。
花生	花生米含油脂豐富，可潤肺理燥，調理咳無痰；花生殼能活血斂肺，緩解氣喘咳嗽，還可降脂；花生仁補血，花生紅衣止血。
紅棗	補血，但多食生濕熱，傷牙傷腎。
鹹鴨蛋	能清肺火，滋養腎陰，降虛火。對小孩脹氣、消化不良、咳嗽和濕疹都有調理作用。
雞肉	健脾暖胃，改善夏季常見的脾胃虛弱、胃口不佳、疲倦乏力等症狀。補氣、補精、補腦、補虛。
雞蛋	養血、長筋骨、滋陰潤燥、解熱毒、能吸收毒素，也能吸收營養。有風濕性關節炎的人，或是受涼導致身體局部冷痛的人，可以利用雞蛋來吸走身上的寒氣。
蛋殼	明目，壯骨，收斂、制酸、止血，能調理白內障、皮膚痘瘡、胃炎胃痛、佝僂病甚至骨結核，能緩解吃雞蛋或者其他高蛋白食物過多引起的濕疹、哮喘、消化不良、胃酸逆流和蛋白質過敏等症，還可以緩解小便不通。
蛋清	能補血、安神、安胎，降血脂。保肝，清熱解毒；潤肺，治熱咳咽痛；補氣，清虛火，潤澤皮膚，減少皮屑和搔癢。
蛋黃	止嘔止瀉，養心安神，補血，能治心煩失眠；促進胎兒的大腦發育。
蕪菁	提氣，讓人感覺神清氣爽。

食材	功效
薺菜	能祛陳寒、血熱，預防月子病，降胃火，清小腸火，利濕健脾，止血，防治嬰兒脹氣或消化不良，降血壓，通利小便，還能預防白內障及其他流行病、緩解其他春天易出現的過敏症狀等。
馬齒莧	可以涼血、降肝火，如調理熬夜後眼睛發紅，以及少年白等。它還能保肝，降低膽固醇和三酸甘油脂，防治心血管疾病。清心火、散肺熱。調理各種癰腫、潰瘍、濕癬。能消炎，還能調理痔瘡出血、細菌性痢疾、腸道息肉、實熱便秘，對急性的腸道病效果顯著。
魚腥草	開胃解暑，保健祛病；是天然而又安全的抗生素，能夠清熱、止咳，消炎、抗病毒，如調理黃疸型肝炎；還能幫助戒菸，調理上呼吸道感染及各種細菌、病毒感染；如風熱感冒、皰疹、泌尿系統感染等。可以預防產後風、也可以外用治療疔瘡。
艾蒿	能避邪、驅蚊、淨化空氣、溫暖氣血，特別是對於祛除下焦的濕寒很有效果。對皮膚反復發作濕疹、慢性腎炎、類風濕關節炎、痛風病、女性輸卵管堵塞導致不孕、產後風、關節痛等症有效果；艾葉既能暖血，又能止血，還能暖宮、促孕、安胎。
苦蒿	可以清熱、含揮發油，能夠清潔皮膚，祛除濕毒，殺蟲止癢，可以調理皮膚病，如濕疹、疥癬、瘡瘍。對緩解小兒濕疹、過敏和長痱子症狀有幫助。還有很強的降火和解毒作用，能緩解傳染病後期低燒不退、夜晚渾身燥熱等病症。
黃芪	補氣固表，強健三焦、補益五臟，可以解脾濕、升肺氣、強心、益腎氣、補肝虛。還有擴張血管的作用，又能降血壓，能防治中風和高血壓，增強抵抗力，預防感冒，利尿消腫，托毒生肌，能調理腎炎、水腫，對於虛胖的人，還有減肥的作用，還可以促進傷口癒合。

食材	功效
荷葉	能疏泄濕濁，清除暑邪。提升脾胃之陽氣，健脾祛濕，平息心火，升發清陽，祛除水濕，健胃和中，預防腹瀉。
銀耳	補腎強心，調理心悸失眠、慢性腎炎，滋陰潤燥，調理肺熱咳嗽，如乾咳、久咳、痰中帶血。能養胃陰，治慢性胃炎，益氣和血，對由於血熱造成的各種出血症有食補作用，如咳血、鼻血、陰道出血、便血等等，還能潤腸化燥，治便秘。可以潤膚祛斑，養顏的效果堪比燕窩。
茴香	發散風寒，溫補腎陽，既可調虛寒也能調實寒，可調理手腳發涼、愛吃熱食或是小腹冷痛，能殺菌止瀉。能暖胃、開胃、養胃，緩解各種胃寒型胃病，止吐。有理氣的作用，能消解氣滯氣逆引起的病，如胸悶、打嗝、腸痙攣、腹部脹氣、疝氣、口臭甚至寒濕腳氣等等。
當歸	補血活血，平息肝熱，活血通經；可以治跌打損傷，以及與風邪有關的病，如風濕、關節炎、痛風。還可以調理眩暈心悸；以及各種發於皮膚的熱毒，比如疔瘡、癰腫、潰瘍。當歸還可以補益脾胃，養營養血，補氣生精，可治血虛證，面色暗黃，具有一定的理氣作用。另外，歸頭止血，歸身補血，歸尾活血。
橘肉	潤燥生津，開胃理氣。助消化，解酒。
橘絡	順氣，解胃熱。通經絡。
橘葉	緩和對胃經和肺經的壓力，調理由於肝氣鬱結造成的跟肝經、胃經和肺經有關的病，如慢性胃炎、胃潰瘍、肺膿瘍和肺熱咳嗽。能疏解肝氣，化痰、消腫塊，是調理乳腺炎、乳腺增生甚至乳腺癌的常用食材。
橘皮	助消化、化痰、止咳、理氣、溫胃、燥濕、和中。偏重於健脾和化濕。凡是跟「氣」和「濕」有關的病，如氣滯、氣逆、痰濕、寒濕以及脾胃不和等，都可以用到它。還可以降血壓、降血脂，預防癌症、心肌梗塞和腦溢血。

食材	功效
頭	偏重於引氣外散，能散寒、通竅、行氣，排出腸胃濁氣、開胃。上能防外感，下能通便秘，防風寒感冒，緩解腹脹，外敷可消炎防感染。
苦蕒	偏重於引水下行，能化痰、平喘、袪濕，袪除脾胃濕濁。化解心肺和脾胃的水濕。上能緩解胸悶心痛，下能減輕寒氣腹痛，既能通便，又能調理慢性腸炎。對緩解慢性支氣管炎，減輕胃痛有效果，外敷可以散瘀消水腫。溫通心陽，疏通血脈，降血脂，防止動脈硬化，是調理心臟病的食療上品。有延年益壽之功效。
蠶砂	袪風、活血、燥濕、止瀉；和胃、化濁。
竹茹	清心火，涼血；清肺火，化痰；清肝火，除煩；清胃火，止吐。
陳皮	解表、溫中散寒，既能散風寒、化痰、止咳，調理上呼吸道感染，又能溫胃、止吐，緩解消化不良。
醪糟（酒釀）	能補虛、補血、補脾肺。通經止痛，緩解不舒服的症狀，還能疏通乳腺，長期服用可預防乳腺增生，還能散風寒，補血、活血，散結消腫，調經通乳。能補腎虛，治療腰疼，滋補皮膚，去惡露，通乳汁，預防產後腰痛等。
生首烏	去毒消腫，促進潰瘍癒合，又能補虛補血，調節胃的功能。
繁縷	清血熱、降脂減肥。涼血、消炎。它入肝經、肺經、大腸經，凡是這三條經絡相關部位有化膿性感染的，它都能起到一定的作用。還能清除腸道毒素，有很強的減肥作用，還可以催產。外敷能緩解一些皮膚炎症、腫痛甚至痔瘡。
牛繁縷	偏於散瘀消腫，能改善小兒脹氣及消化不良。

食材	功效
泡菜	開胃、散寒、解毒，保持腸道健康，維持腸道的生態平衡，還能激發腸道的免疫力。可以殺滅有害菌，調理腹瀉，又可以潤腸通便，緩解便秘。清潔腸道，促使腸道中堆積的垃圾排出體外，包括多餘的膽固醇和一些致癌物質，促進人體對油脂的分解代謝。
洋薑	清熱祛濕，消除水腫，還可以調理糖尿病及濕熱蘊脾之證。早上起來眼泡浮腫的人及久坐之後下肢浮腫的人，可以常吃些泡洋薑，能利小便消水腫。
螺絲菜	清熱解毒，以祛風為主，可以調理風熱感冒和風濕性關節炎、風痰阻肺之證，如咳嗽、哮喘、支氣管炎。通大便，消血腫，如牙齦腫痛、咽喉腫痛。
酸豇豆	清補腎臟、補中有泄，既能補腎氣，又能清濕濁。是特別適合慢性病人的日常保健飲食。

藥食同源養生膳食方

飲

蠶砂竹茹陳皮水
材料：竹茹、蠶砂、陳皮各 10 克。
作法：把陳皮洗淨，和蠶砂、竹茹一起放入鍋中，加冷水煮。水開以後再
　　　煮三分鐘即成。
功效：退燒、止吐。

繁縷糖水
材料：新鮮繁縷嫩苗一把、白糖少許
作法：將繁縷放在碗裡搗碎，沖入開水。用乾淨紗布過濾後加一點白糖即
　　　成。
功效：調理慢性咽炎。清血熱、降脂減肥、消炎。

紅棗薑茶（簡易版）
作法：以滾水沖泡老薑數片與乾紅棗三～四枚，可加紅糖。
功效：調理虛寒體質。

膳

涼拌馬齒莧
作法：水燒開，下新鮮的馬齒莧焯兩分鐘，撈出來過涼水，拌一點蒜泥和
　　　香油，即成涼拌菜。焯過馬齒莧的水加適量白糖，可調理腸胃。
功效：調理腸胃，解毒、消炎、祛熱，解便秘。

杏仁拌茴香

材料：甜杏仁、茴香適量

作法：甜杏仁用水煮十分鐘。茴香菜切碎，加入甜杏仁，以 2：1 的比例放入醬油和醋拌勻即可。

功效：提神、預防腸胃型感冒。茴香發散風寒、暖胃、助消化、止吐；杏仁潤肺平喘、和胃、化痰、止咳。

醬拌橘皮

作法：鮮橘皮切碎，加少許豆瓣醬拌勻即成。

功效：消食解油膩，緩解腹脹便秘。淋上熱油，更香也更暖胃，還能預防風寒感冒。

當歸蛋

材料：當歸、雞蛋

將當歸橫切成薄片，放入清水，打入一個雞蛋，煮開後馬上關火，蓋上蓋子，將雞蛋燜熟成荷包蛋即成。

功效：養血、長筋骨、滋陰潤燥、解熱毒、提神。

賽蟹黃（炒鹹鴨蛋黃）

材料：生雞蛋兩個、生鹹鴨蛋一個

作法：將雞蛋及鹹蛋黃打散攪勻，放兩到三勺薑末，用普通炒蛋的方法炒熟，最後澆上一勺醋，翻炒幾下即可起鍋。

功效：養陰、降虛火、暖胃。

苦薏煎蛋

材料：雞蛋一顆、新鮮苦薏十幾個

做法：把蛋打散，苦　切碎，放到蛋液裡調勻，撒一點鹽，下鍋油煎，蛋液凝結後加一點水煮熟即可。

功效：調理胃疾、舒緩胃痛。

艾葉煮雞蛋
材料：陳艾葉半兩，帶殼生雞蛋兩隻。
作法：一起放在冷水鍋中煮熟。
功效：止血、安胎。

滑嫩蒸蛋
作法：將雞蛋均勻打散，加入大約是雞蛋液兩倍份量的米湯，放一點點油
　　　和鹽。在蒸鍋裡放上水，把蒸蛋碗放進去。不要蓋嚴鍋蓋，稍微虛
　　　掩一點，以中火蒸。水開後，再蒸三到五分鐘即可關火。　功效：
　　　好消化，適合長輩及幼兒。米湯裡的澱粉能促進人體對蛋白質的吸
　　　收。

炒橘皮
材料：橘皮、鮮肉、蒜苔各適量
做法：先將泡好的橘皮切絲，鮮肉切絲，蒜苔切成寸段，炒鍋燒熱後放油，
　　　油熱後先下肉絲，翻炒幾下，烹入料酒，撒少許鹽。放入蒜苔，再
　　　入橘皮絲，炒幾下即可出鍋。
功效：溫胃、止咳、散寒。

苦蕒葉炒蠶豆
作法：苦　葉與鮮蠶豆同炒。
功效：健脾利濕

酸豇豆小炒
作法：把酸豇豆沖洗一遍去鹹，切成碎末；鍋內放幾粒花椒，再放油，小
　　　火把花椒炸香，加入幾個乾紅辣椒熗一下鍋，迅速把豇豆末倒入炒
　　　一分鐘，加青椒末或者芹菜末翻炒一下馬上起鍋。
功效：補腎。

陳皮牛肉
材料：牛肉、陳皮、豆瓣醬、酒釀。比例是半斤牛肉配上一到兩個陳皮，

可以用料酒代替酒釀。（如果用料酒，做菜的時候還要再加少許白糖和水，用酒釀就不用加了。）

微辣口味的做法：把陳皮和牛肉都切成絲。鍋內放油，開大火，將牛肉絲下鍋爆炒到八分熟，放一匙豆瓣醬、下陳皮絲翻炒兩下。加酒釀（或是料酒、白糖、水）、醬油煮一會兒，至湯汁將乾時起鍋。

中辣口味的做法：基本上與微辣一樣，只是不放醬油，而是放兩到三勺豆瓣醬。

大辣口味的做法：除了多放豆瓣醬，在爆炒牛肉之前可以先放幾個乾辣椒。

功效：理氣、燥濕、化痰。

酸鹽菜泡飯

材料：酸鹽菜一把，泡辣椒幾根。

作法：酸鹽菜擠乾水分，切細末。鍋裡放植物油，下酸鹽菜和泡辣椒炒一下，加水，水開後放入米飯或麵條，可以再加點青菜，煮兩分鐘起鍋。

功效：治感冒。

湯 與 粥

黃芪粥

材料：黃芪 30 克

作法：1.以 10 倍的清水浸泡黃芪半小時，連水一起燒開，中火煮 30 分鐘，將藥汁濾出備用。

2.加等量清水燒開後煮 15 分鐘，再次濾出藥汁。

3.重複第二步的動作。

4.將煮過的黃芪藥渣撈出扔掉。將三次煮的藥汁放在一起，放入約 100 克的大米，煮成稀粥即成。

功效：補虛、利尿消腫、排毒、調養傷口

荷葉粥

簡便作法：用電子鍋熬粥，快熟時將整張荷葉覆蓋在粥面上，不蓋鍋蓋，
　　　　煮兩分鐘後關火，燜一會兒即可。

外婆私房作法：用砂鍋煲粥，一開始就放上荷葉，以荷葉做鍋蓋，注意不
　　　　要接觸到水面。待荷葉煮軟了塌下來，再換一張新的荷葉，直到粥
　　　　熟。

功效：消暑利濕、預防腹瀉。

艾葉阿膠湯

材料：陳艾葉一兩，阿膠六錢。

作法：水煮艾葉，水開後再煮十分鐘，濾出藥汁，把阿膠搗碎，放入藥汁
　　　裡煮化，起鍋後加一點紅糖即成。

服法：這是一天的量，可以分兩三次喝完。連續喝一段時間，直到胎象平
　　　穩為止。 功效：止血、補血、促孕、安胎。

養生薺菜湯

材料：薺菜、水、油與鹽適量

作法：把薺菜切成兩釐米左右的小段，水燒開後下油和鹽，放入薺菜煮一
　　　分鐘即成。可任意搭配各式湯料。

功效：止血、維持人體寒熱平衡、舒緩春季過敏。

西瓜盅

材料：圓西瓜、童子雞、老薑、鹽、黃酒或料酒適量。

作法：將西瓜頂部大約六分之一的部分切下，挖去紅瓤，放入洗淨切塊的
　　　童子雞，再加入拍扁的老薑及佐料。把切下的部分當做蓋子蓋在西
　　　瓜盅上，上蒸鍋用中火蒸一小時左右即成。

功效：西瓜消暑解熱；雞肉健脾暖胃。

酒糟雞

材料：柴雞、酒釀

作法：整隻柴雞切塊，加少許鹽醃半小時待其入味，放油鍋炸熟撈出。另

用一鍋放入酒釀，連湯帶米一起下鍋，蓋過雞塊，不加水煮開。

功效：雞肉補氣、健脾養胃；酒釀養血、補肺益腎。

雞酪湯

材料：十個蛋白（做甜黃泥剩的），二兩雞胸肉，雞湯，豌豆苗（或油菜葉、
　　　萵苣葉）。

做法：1.用筷子將蛋白攪打成泡沫狀，直到筷子豎立在盆中不倒為止。

　　　2.雞胸肉用刀背捶成茸，切成碎末，越碎越好。

　　　3.雞湯燒開，把雞肉茸放下去攪散，使湯變濃。

　　　4.把打好的蛋白倒進湯裡攪散，使其呈豆花狀就關火。

　　　5.把生的豌豆苗洗淨放在湯碗中，倒入滾湯燙熟菜葉，雞酪湯就完
　　　成了。

訣竅：雞肉一定要用刀背捶，不然切不成茸狀。

功效：補氣、和胃、潤肺。

苦蕒豬肚

材料：豬肚一副，新鮮苦蕒　三兩。

做法：把苦蕒　放進豬肚，用線縫合。冷水下鍋，大火燒開後轉小火燉熟。
　　　然後連湯帶料一起吃。

功效：養胃，促進潰瘍癒合。

橘葉燉肺

材料：新鮮牛／豬肺一副、橘葉一把

作法：把肺用清水沖洗直到洗成白色，切成小塊再清洗幾遍，瀝乾，放入
　　　鍋中，加涼水以大火燒開後，轉小火燉到七八分熟的，放入橘葉燉
　　　熟即成。可加少許鹽。

服法：喝湯吃肺，橘葉不用吃。

功效：止咳、清肺熱。

魚腥草燉雞

材料：一斤半的童子雞、新鮮魚腥草適量、老薑一塊、香油適量。

作法：剖開雞肚子，把魚腥草連根帶葉洗乾淨，塞進雞肚子裡填滿，灌進香油，不放其他任何調味料。水開後，把整隻雞放進鍋裡，在水裡加一塊拍扁的老薑，燉至雞熟即成。

功效：消炎、促進傷口癒合。

何香豬肚湯

原料：小茴香籽 30 克，生首烏 60 克，豬肚一副。

作法：把小茴香籽與生首烏放入豬肚內，用棉線把豬肚縫合起來。冷水下砂鍋，用大火燒開後，再轉小火燉熟。切記不要放任何調味料。

服法：吃肚喝湯，如果不怕苦，連首烏一起吃更好。小茴香籽不用吃。燉一隻豬肚分兩天吃完，一個星期燉一次，吃到身體感到舒適為止。一般的胃病連吃三個星期就差不多了。

功效：調理胃疾。

清燉墨魚乾

作法：先用冷水泡發墨魚乾幾小時，再將墨魚乾清洗乾淨，放入鍋內加冷水燉熟，不放任何調味料。

功效：養血、滋陰。

橘皮糖

原料：新鮮橘皮、白糖，二者用量比例為 2：1。

作法：

1. 取新鮮的橘子，不要剝皮，先洗乾淨。

2. 用刷子或鋼絲球蘸上細鹽，仔細地擦拭橘子的表皮，然後沖洗一遍，再將橘皮剝下切絲。

3. 鍋內放入白糖和少許清水（水要蓋過白糖），小火煮一兩分鐘至

白糖溶化。

4. 放入橘皮絲繼續煮幾分鐘，同時用筷子攪拌。

5. 準備一碗冷開水，當鍋內的糖水冒出大的氣泡時，試著用筷子挑起幾絲帶糖的橘皮，放到水碗裡。如果糖溶化了，表示還要繼續煮；如果糖凝結成絲，表示火候已足，即可關火起鍋。

6. 準備一個大盤子，撒上一層白糖，把鍋裡的橘皮糖用漏勺盛到盤子裡，用筷子迅速攪散，放涼，橘皮糖就大功告成了。

功效：潤肺、助消化、預防感冒。

甜黃泥

材料：雞蛋十個

做法：將蛋黃和蛋白分開，只取蛋黃。把蛋黃攪散，鍋裡放豬油，下白糖，等糖溶解後倒入蛋黃液，迅速攪拌成泥狀，然後起鍋。

功效：安神、補腦，安胎、催乳。雞蛋黃養心安神；豬油滋陰潤燥；白糖清熱。

火燒紅橘

作法：用筷子在鮮川紅橘（未剝皮）頂部戳開一個小洞，灌入一點菜籽油（或花生油），把橘子放到爐火上用大火燒大約半分鐘，至油沸騰、橘皮大部分變黑即成。服法：剝開橘皮，趁熱連油帶橘肉一起吃下。

功效：油能潤燥滑腸，利於潤肺止咳和透過大腸排出病毒；橘肉微涼，烤熱食用則不會傷胃。

自製食材

陳皮

橘子剝皮前先用洗米水泡上半天到一天，剝下橘皮放在陰涼處晾乾，然後收起來保存，第二年即成陳皮。存放兩三年的陳皮，藥效更好。

醪糟

材料：糯米、酒麴。

作法：1. 糯米用冷開水泡至發脹（大約 4 小時）

2. 瀝乾水，將糯米隔水蒸熟後攤開晾一下，到摸起來略有些餘溫時，灑少許溫水，用筷子將糯米撥散呈粒狀，加酒麴調勻。記得留下約十分之一的酒麴備用。

3. 將糯米放入陶瓷盆內，中間留一個「酒窩」，就是拳頭大小的凹形，在其中放入剩餘的酒麴，蓋上盆蓋，密封好。

4. 用隔熱材將瓷盆包裹好。

5. 將包好的瓷盆放在不通風的地方，經過 2~7 天，聞到有酒香溢出時，醪糟就完成了。放入冰箱冷藏保存即可。

功效：潤澤皮膚、舒緩經期不適。助產婦補血、去惡露、通乳、預防產後腰痛。

泡菜

材料：淨的廣口玻璃瓶一隻，醪糟兩斤，紅糖、花椒、鹽、新鮮辣椒、子薑、時令蔬菜適量。沒有新鮮辣椒和子薑，可以用乾辣椒和老薑代替。

作法：

1. 將無渣的醪糟水（米酒）輕輕倒入玻璃瓶。

2. 放入紅糖和花椒。兩斤醪糟約有一斤多醪糟水，大約需要紅糖20 克、花椒 20 到 30 粒。

3. 辣椒、子薑和其他蔬菜洗淨瀝乾，放進瓶子。

4. 把菜全部放進瓶子，最後在上面蓋一層鹽即可。依自己的口味決定鹽量多寡。

5. 蓋緊瓶蓋，放在陰涼處。如果是夏天，要放進冰箱冷藏保存。

功效：開胃，降血脂，泡菜中的乳酸菌能維持腸道健康，改善消化、解便秘。

糖醋泡菜

材料：乾淨的玻璃瓶或泡菜罈子、　頭、鹽、紅糖、米醋

作法：

1. 頭剪去空心的葉子、摘去根鬚，留下實心的青頭部分，洗淨。

2. 放鹽拌勻，過一會嘗一下，不辣了就是熟成了，可裝罈。一定要

用鹽醃至熟成，否則會壞。

3. 以 3：7 的比例加入紅糖、米醋，蓋上蓋子，一個月左右就可以食用了。

功效：開胃健脾。

酸鹽菜

材料：包包青菜（一整株）

作法：從菜中間縱切一刀，不要切斷，沿切面分開，在兩個切面上再縱切幾刀，也都不要切斷。這樣剖開以後，青菜容易乾，而且不會變老韌。把剖好的青菜放在通風處晾至七分乾，放進水裡輕輕搓洗乾淨，瀝乾水放泡菜罈子裡，一個月以後就可以吃了。

功效：散寒、祛濕、開胃、和胃、止吐、通便。

傳統榨菜

作法：1. 晾菜：整株青芥菜從中間縱切一刀（不要切斷），沿切面分開，在兩個切面上再縱切幾刀，也都不要切斷。把剖好的青菜放在通風處晾幾天，晾到七成乾。

2. 拌鹽：把晾好的菜用清水搓洗乾淨，瀝乾水。放到一個大的陶缽或不銹鋼盆中，（注意不要用搪瓷或塑膠的容器），撒上鹽，拌勻，晾開，稍微散一下水氣。

3. 裝罈：把菜裝入匋罐，壓得越緊越好，不要裝太滿，與罐子口留一點距離，再用乾稻草塞滿罈口。把竹片紮成米字形，放在壇口用力按下去，使竹片周圍卡在壇邊上，中間壓緊稻草，這樣倒扣時菜就不會掉出來。

4. 倒罈：把整罈菜翻過來，扣在專門的盤子裡，盤子裡放入水，使其與空氣隔絕，同時罈子裡的水也能往下流。

醃大頭菜

材料：大頭菜一顆，鹽、花椒粉、辣椒粉適量

作法：大頭菜稍微曬乾洗乾淨，從中間剖開，不要剖斷，在斷面上劃幾刀，撒上調味料後合攏，用麻繩或棉線紮緊，裝到瓶子裡，瓶口用保鮮膜紮緊密封。

國家圖書館出版品預行編目 (CIP) 資料

養生先養胃 / 陳允斌著 . -- 二版 . -- 新北市：木馬文化出版
遠足文化發行 , 2017.03
面；　公分
ISBN 978-986-359-369-0[平裝]

1. 食療

418.91　　　106001042

養生先養胃

作　　　者	陳允斌
總 編 輯	陳郁馨
副總編輯	李欣蓉
編　　　輯	陳品潔
行銷企畫	童敏瑋
封面設計	謝捲子
社　　　長	郭重興
發行人兼出版總監	曾大福
出　　　版	木馬文化事業股份有限公司
發　　　行	遠足文化事業股份有限公司
地　　　址	231 新北市新店區民權路 108-3 號 8 樓
電　　　話	(02)2218-1417
傳　　　真	(02)8667-1891
Email	：service@bookrep.com.tw
郵撥帳號	19588272 木馬文化事業股份有限公司
客服專線	0800221029
法律顧問	華洋國際專利商標事務所 蘇文生律師
印　　　刷	成陽印刷股份有限公司
二　　　版	2017 年 03 月
二版二刷	2017 年 04 月
定　　　價	300 元